RECLAIMING YOUR BODY:

**NOTES FROM THE DOCTOR**

*Weight Science & Management*

门莉莉　著

# 体重革命——医生手记

医学科普丛书

## 体重科学认知与管理



大连理工大学出版社
辽宁科学技术出版社

**图书在版编目（CIP）数据**

体重科学认知与管理 / 门莉莉著. -- 大连 : 大连理工大学出版社 ; 沈阳 : 辽宁科学技术出版社, 2025. 8. --（体重革命 : 医生手记 / 曲鹏主编）. -- ISBN 978-7-5685-5947-8

Ⅰ. R161

中国国家版本馆CIP数据核字第2025B0U403号

体重科学认知与管理
TIZHONG KEXUE RENZHI YU GUANLI

---

出 版 人: 苏克治
策划编辑: 苏克治　顾　丰
责任编辑: 邵　婉
责任校对: 李宏艳
封面设计: 周　洁

---

出版发行: 大连理工大学出版社
（地址: 大连市软件园路80号，邮编: 116023）
电　　话: 0411-84707410　0411-84708842（营销中心）
0411-84706041（邮购及零售）
邮　　箱: dutp@dutp.cn
网　　址: https: //www.dutp.cn

---

印　　刷: 大连图腾彩色印刷有限公司
幅面尺寸: 145mm × 208mm
印　　张: 4.875
字　　数: 96千字
版　　次: 2025 年 8 月第 1 版
印　　次: 2025 年 8 月第 1 次印刷
书　　号: ISBN　978-7-5685-5947-8
定　　价: 45.00 元

---

# 《体重革命——医生手记》
# 编委会

# 前言

我们正身处于人类历史上一个极为“沉重”的时代。世界肥胖联盟 2023 年报告显示，中国成人超重率已达 34.8%，肥胖率 16.4%，这意味着每 3 个成年人中就有 1 个需要关注体重。但令人担忧的是，公众对肥胖的认知仍停留在二十年前“少吃多动”的层面。作为一名内分泌与代谢病科医生，至少 70% 的肥胖患者曾遭遇过这样的误解：“你就是太懒了”“不控制嘴、不迈开腿怪谁”。殊不知，当我们的身体像精密仪器般运转时，体重管理远不是简单的热量加减法。

本书主要介绍导致肥胖的病因，让读者明白不是所有的肥胖都是由生活方式所致，深入剖析肥胖原因；同时介绍评价肥胖的指标，让读者掌握如何通过常用指标评价肥胖，更精确的了解自己的体重。肥胖除了导致糖尿病、高血压外，还会引起不孕、不育等，给人民的生活带来沉重的负担。当然，体重也不是越瘦越好，人体就像精密的化学工厂，需要适量的脂肪参与激素合成、保护内脏器官、维持免疫机能。追求“筷子腿”“A4 腰”的代价，可能是以生命质量为筹码的危险赌局。特别注意的是，儿童、老年人等特殊人群的体重管理远比成人复杂，需要采取个体化的体重管理目标。

当你捧着这本书的时候，可能正在经历各种困扰：或许刚被诊断为糖尿病前期，或许正在备孕路上屡屡受挫，又或许在亲友的体重歧视中陷入焦虑。请相信，这些都不是你的错，每个人的体重密码都由基因、环境、微生物群等200余个因素共同编写。与其在愧疚中盲目尝试极端方法，不如让我们携手开启这场科学认知的重建之旅。当你真正理解脂肪细胞的秘密，听懂激素传递的讯息，掌握代谢调节的规律时，那些关于体重的焦虑与困惑，终将化作云淡风轻的微笑。毕竟，健康从来不该是痛苦的修行，而是充满智慧的生命艺术。

本书由门莉莉著，史春虹、刘佳玥、汪卫平、富子航、周升辉、岑樱、赵爽、郑琳琳、姚娜参与了本书编写的相关工作，在此一并表示感谢。

翻开下一页，你将遇见一个全新的自己。

著　者

2025年6月

# 目录

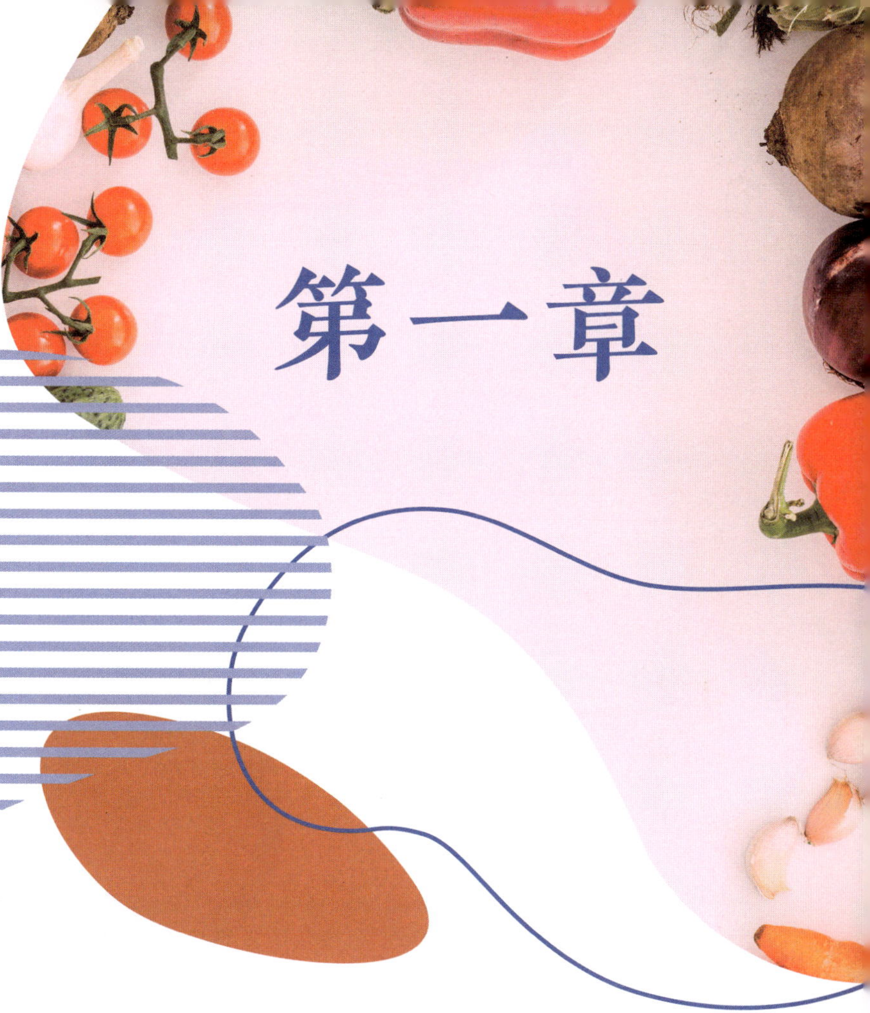

# 第一章

## 肥胖病因的多维解析

在现代社会，肥胖已成为困扰许多人的难题。面对体重难以控制的困境，人们常常提出疑问："为何减重如此艰难？为何人与人之间体重存在如此大的差异？"要回答这个问题，就要了解产生肥胖这一现象的复杂病因。

肥胖不仅仅是简单的"吃太多、动太少"，事实上，肥胖是一个由遗传密码、外部环境因素、内分泌信号乃至体内数以万亿计的肠道微生物共同构建的复杂系统工程的结果。

# 第一节

## 遗传因素

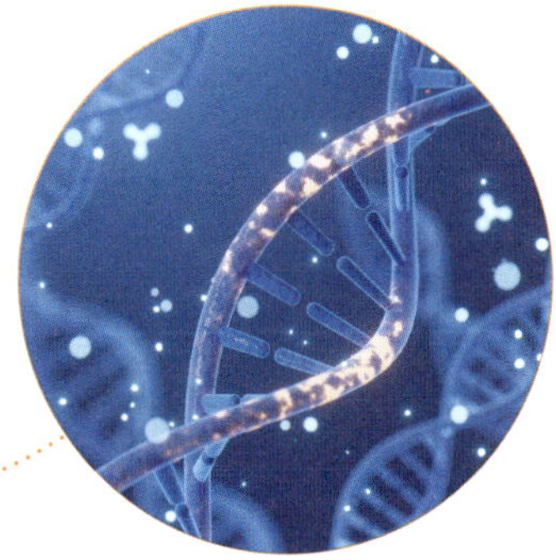

肥胖不仅仅是不良生活习惯造成的，基因也会影响我们对食物的渴望程度、身体消耗能量的效率，甚至脂肪储存的方式。

### 一、基因里的"饥饿开关"——脂肪量与肥胖相关基因突变及食欲调控失衡

我们的身体就像一台精密运转的机器，基因就是它的"操作手册"。与肥胖密切相关的 FTO 基因编码的蛋白质参与了能量代谢调控和脂肪

细胞分化。正常情况下，它能帮助大脑准确判断：“你吃饱了，该停止进食了”，同时还能增加代谢率。FTO 基因表达异常会让大脑对“饱腹信号”变得迟钝，对“饥饿信号”更加敏感，导致我们对高热量食物产生强烈的渴望，并且代谢率下降，脂肪组织增加，从而造成肥胖。

携带 FTO 基因变异的人，会出现以下典型场景：

✦ “下午茶魔咒”：午餐后又想吃零食，因为饱腹感比常人延迟 20 分钟；

✦ “自助餐诱惑”：明明已经吃饱，却忍不住再拿一块蛋糕——大脑对高热量食物的渴望增强 50%；

✦ “深夜觅食冲动”：因为睡眠不足会进一步刺激食欲，所以熬夜时对夜宵的渴望更强烈。

虽然 FTO 基因变异明显促进食欲，但是要想改变也有办法：

✦ 规律运动能够改变 FTO 基因的影响效果；

✦ 富含 Omega-3 的食物（三文鱼、核桃）可以改善基因表达；

✦ 每天保证 7 小时睡眠可以调节相关激素分泌。

## 二、失灵的“体重警报”——瘦素抵抗：为什么有人“喝水都胖”

瘦素是脂肪细胞分泌的一种激素，如同人体的“能量管家”，通过向大脑发出“饱腹信号”帮助我们抑制食欲和增加能量消耗。正常

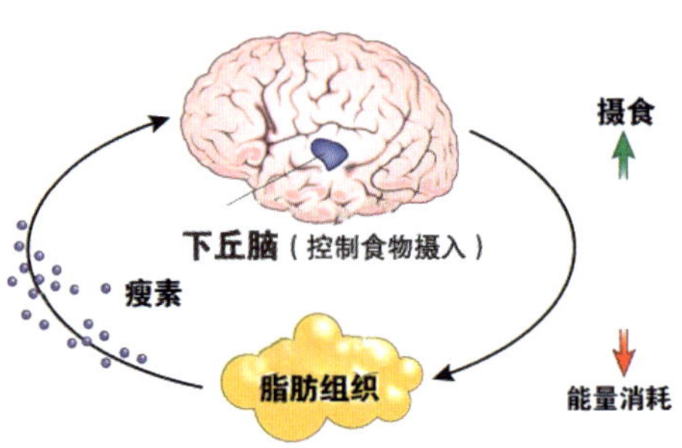


情况下，体内脂肪越多产生的瘦素越多，大脑收到信号后就会抑制食欲。然而，有些肥胖个体虽然体内的瘦素水平很高，但是大脑却对瘦素发出的信号“视而不见”，对瘦素的作用不敏感，这就是所谓的瘦素抵抗，导致持续的饥饿感和代谢率降低。

当发生瘦素抵抗时，会出现：

✦ 进食后仍感饥饿（饱腹信号延迟 8 ～ 12 分钟）；

✦ 对高糖高脂食物异常渴望（脑扫描显示奖赏中枢激活增强）；

✦ 代谢率降低，“喝水都胖”。

典型案例为：

✦ “土耳其家族研究”：1998 年《新英格兰医学杂志》（*The New England Journal of Medicine*, NEJM）报道携带瘦素受体基因突变者，成年平均体重达 150 kg；

✦ “夜班群体”：2021 年《柳叶刀》（*The Lancet*）队列研究发现昼夜节律紊乱者瘦素敏感性降低 41%。

突破瘦素抵抗的科技前沿：

- 补充特定益生菌可提高信号传导；
- 固定作息可使瘦素受体敏感性恢复 15%；
- DHA 脂肪酸（深海鱼类等）可绕过受损受体传递信号。

## 本节启示

遗传因素通过影响食欲和调节激素敏感性，对肥胖的发生和发展产生重要影响。了解 FTO 基因和瘦素抵抗等机制，有助于我们更科学地认识个体差异。

# 打卡手账

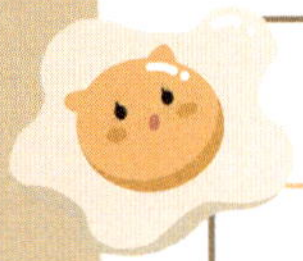

# 第二节

## 环境与社会因素：肥胖的外部推手

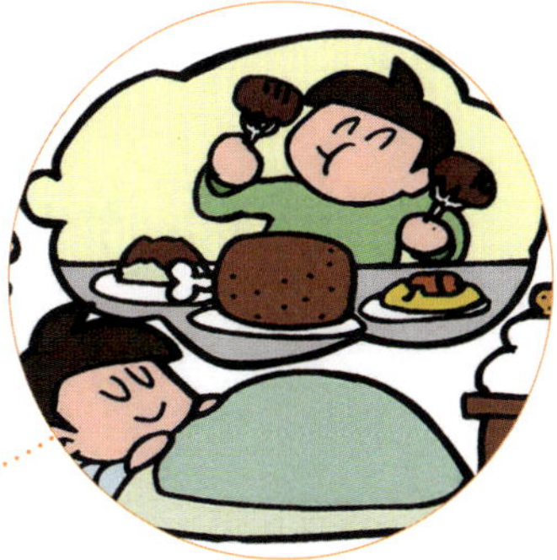

生活方式对肥胖的影响举足轻重。高速发展的社会经济和科技提供了前所未有的生活便利，但也隐藏着许多让我们更容易发胖的陷阱。夜班工作者肥胖率比白班工作者高 37%；超市货架上 80% 的加工食品暗藏高果糖玉米糖浆（HFCS）；人体用百万年进化出的昼夜节律，正被屏幕蓝光和 24 小时外卖击溃。

### 一、睡眠剥夺与夜食症：生物钟的“集体越狱”

睡眠剥夺与夜食症（NES）是工业化社会肥胖流行的隐形推手。全球约 30% 的成年人每日睡眠时间不足 6 小时，夜班工作者 NES 患病率高达 14% ～ 25%。睡眠不足时体内激素水平紊乱，能量代谢发生变化，大脑神经元兴奋性异常波动，这些都会加重脂肪堆积。

✦ 睡眠剥夺的代谢“三连击”

◎激素调节紊乱：饥饿信号的失控；

◎ 瘦素 - 胃饥饿素失衡：睡眠不足 5 小时瘦素水平下降 18%，胃饥饿素升高 28%，相当于大脑误判身体处于“饥荒状态”。健康青年每天 4 小时睡眠时间的日均热量摄入较睡眠时间正常时增加 22%；

◎ 皮质醇节律紊乱：睡眠剥夺使皮质醇夜间谷值消失，促进内脏脂肪堆积。

✦ 能量代谢的“怠工模式”

◎ 基础代谢率下降：睡眠时间每减少 1 小时，静息能量消耗就会减少 5% ～ 7%（50 ～ 70 kcal/d）；

◎ 棕色脂肪活性抑制：PET-CT 显示，睡眠不足者肩胛区棕色脂肪产热效率降低 40%；

◎ 运动代偿失效：睡眠时间 5 小时者运动后脂肪氧化率比睡足 8 小时者低 55%。

✦ 食物选择的“奖赏劫持”

◎ 多巴胺通路异常：睡眠剥夺者面对高糖高脂食物时，与多巴胺密切相关、调节愉悦感和成瘾行为的大脑神经元伏隔核的激活强度提高 45%；

◎ 内源性大麻素系统失调：睡眠剥夺时 2- 花生四烯酸甘油酯的水平异常升高，刺激食欲，尤其对甜食的渴望度提升 35%。

夜食症（NES）定义为夜间过度进食、难以控制食欲为特征的行为障碍，夜间摄入热量高达全天总摄入量的 25% 以上，伴有入睡困难或夜间觉醒进食，是睡眠－觉醒周期与摄食节律解耦的典型表现。高危人群包括轮班护士（发病率 23%）、抑郁症患者（共病率 38%）和青少年（青春期激素波动期）。

✦ 核心特征

◎ 夜间进食频率≥ 2 次 / 周，持续 3 个月以上；

◎ 晨起厌食，70% 以上热量摄入发生在晚餐后；

◎ 进食后有内疚感或感到焦虑。

✦ 干预策略：重建代谢节律的三大支柱

◎ 光照疗法：校准生物钟的“原子钟”（晨间强光照射、蓝光过滤等）；

◎ 时序营养：让进食与生物钟共振（限制时间进食、早餐蛋白质优先等）；

◎ 微生物组重置：肠道菌群的“时区校准”（益生菌时序补充、膳食纤维周期化等）。

注：具体干预须在专业人士指导下根据个体化调整！

## 二、食品工业化陷阱：HFCS的“甜蜜围剿”

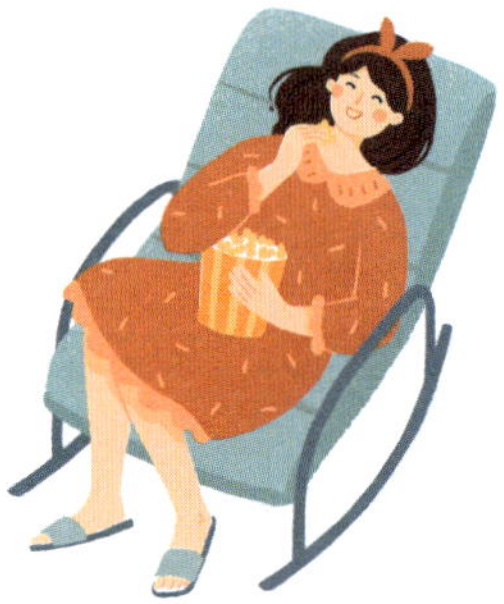

HFCS是一种甜味剂，广泛应用于各种加工食品和饮料中，如碳酸饮料、果汁饮料、糖果、糕点、面包等。与葡萄糖不同，果糖主要在肝脏代谢。摄入大量果糖容易导致肝脏脂肪堆积，增加代谢相关性脂肪肝的风险。更重要的是，果糖不能像葡萄糖一样有效刺激胰岛素分泌和瘦素产生，因此不易产生饱腹感，反而刺激饥饿素分泌，导致热量过量摄入。

极乐点理论：食品工业人员通过精准调配果糖浓度（12%～15%），最大化激活多巴胺奖赏通路，使大脑对甜味的渴求强度提升45%。摄入HFCS饮料的受试者伏隔核激活强度比蔗糖组高30%，并且戒断后焦虑评分显著上升，类似尼古丁依赖模式。

✦ “隐性添加策略”：HFCS被广泛用于非甜味食品（如沙拉酱、快餐酱料），日均隐性摄入量达50 g，占总添加糖的35%。

✦ “代际传递效应”：儿童早期接触HFCS饮料，多巴胺受体敏感性永久性改变，成年后对甜食依赖风险增加 2.5 倍。

✦ 干预策略

◎ 时序营养干预：限制夜间 HFCS 摄入，6 周后肝脏脂肪含量可降低 22%；

◎ 靶向酶抑制剂：可使肝脏甘油三酯降低 50%，目前已完成Ⅱ期临床试验。

## 本节启示

了解环境和生活方式对肥胖的影响，可以敦促我们主动地做出健康的选择。保持规律作息，选择新鲜、天然的食物，减少加工食品和含糖饮料的摄入，增加户外活动，这些都能帮助我们更好地应对环境带来的肥胖挑战。

# 打卡手账

# 第三节

## 内分泌与代谢性疾病

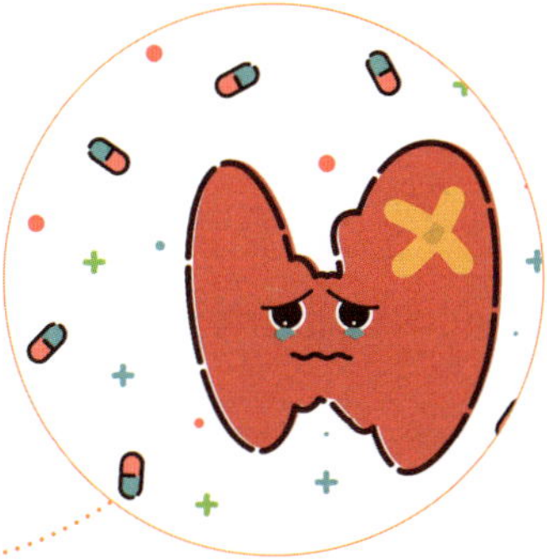

许多因内分泌疾病导致的肥胖患者常被误解为缺乏自律或贪食，不仅延误了治疗，也给患者带来巨大的心理压力。其实肥胖可能是某些疾病的表现。

## 一、甲状腺功能减退症、多囊卵巢综合征与肥胖的关联

### （一）甲状腺功能减退症：生锈的“代谢引擎”

甲状腺功能减退症，简称“甲减”，是指甲状腺激素分泌不足或作用减弱引起的内分泌疾病。甲状腺激素就像我们身体的“发动机”，负责调节新陈代谢的速度。如果甲状腺激素不足，新陈代谢就会减慢，能量消耗减少，机体将陷入低代谢状态，虽然饮食如常，但是能量消耗率骤降。

✦ 甲减患者的肥胖特征

◎ 全身性脂肪堆积：脂肪不止在腹部堆积，而表现为均匀性肥胖，腰臀比升高幅度较小；

◎ 非运动性产热受损：日常活动能量消耗降低 15% ～ 20%，表现为“静止性肥胖”。

✦ 甲状腺激素替代治疗：补充甲状腺激素，将促甲状腺激素（TSH）控制在 1.0 ～ 2.5 mIU/L 可以显著改善代谢参数。

## （二）多囊卵巢综合征：激素风暴中的“代谢困局”

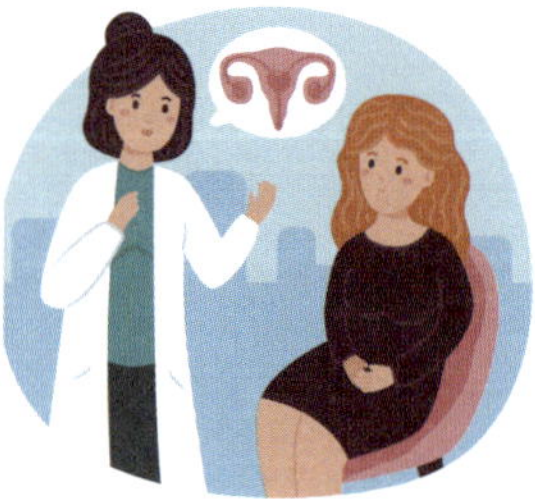

多囊卵巢综合征（PCOS）是育龄期女性常见的内分泌疾病，主要表现为高雄激素血症及排卵障碍，常常伴随胰岛素抵抗。胰岛素抵抗意味着细胞对胰岛素的作用不敏感，需要分泌更多的胰岛素来维持血糖正常，而高胰岛素水平促进脂肪合成，抑制脂肪分解，尤其是内脏脂肪显著增加，从而导致肥胖。60% ～ 80% 的 PCOS 患者内脏脂肪超标，如同代谢系统被强制开启“节能储脂”模式，所以即使规律运动、控制饮食，体重秤上的数字也可能纹丝不动甚至顽固攀升。

✦ PCOS 的代谢重塑：二甲双胍的应用

二甲双胍使胰岛素抵抗指数降低 35%，排卵率提升 2.8 倍。

### （三）甲状腺功能减退与 PCOS 的交互作用：内分泌网络的“双重塌陷”

22.5% 的 PCOS 患者合并亚临床甲减，两者在分子层面存在深度的交互作用，形成“代谢 – 生殖 – 免疫”的恶性三角，体重愈发难以控制。

✦ 综合干预策略

◎ 时序营养干预：间歇性禁食改善胰岛素敏感性和甲状腺功能，12 周后体质指数降低 1 ～ 3 $kg/m^2$，TSH 下降 23%。

◎ 代谢手术的革新：胃袖状切除联合双通路术使体质指数 ≥ 35 $kg/m^2$ 的患者术后 1 ～ 2 年内体质指数降至 25 $kg/m^2$。

## 二、继发性肥胖：下丘脑损伤、库欣综合征的识别

继发性肥胖常被误判为单纯性肥胖而延误治疗。识别这些肥胖的病因非常重要，治疗原发病是解决肥胖的关键。

### （一）下丘脑损伤性肥胖：代谢调控中枢的“电路故障”

下丘脑位于大脑底部，作为能量平衡的“中央处理器”，通过整合瘦素、胰岛素、胃饥饿素等信号，调控食欲、代谢率和能量消耗。下丘脑发生肿瘤、创伤或炎症等损伤时，可能导致食欲异常增加、代谢率及能量消耗降低，从而引起严重肥胖。这类肥胖表现为短期增重

明显，并且通过传统方法难以减重。

✦ 临床表现

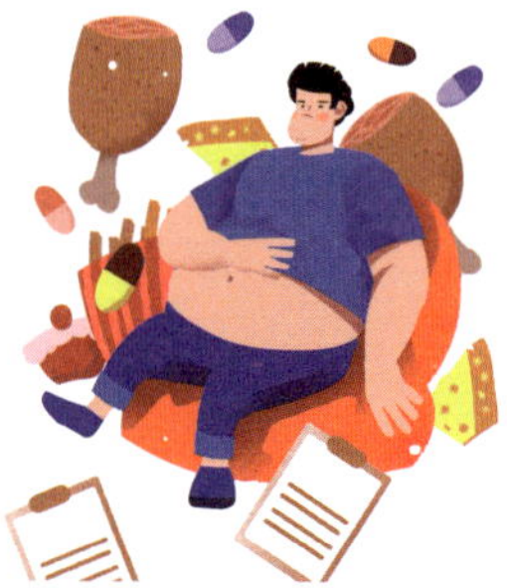

◎ “三联征”：暴食（日均摄入 ≥ 5 000 kcal）、嗜睡（日间睡眠时间≥ 10 h）、体温调节障碍（对低温耐受差）。

◎ 胰岛素耐受试验：血清瘦素水平升高但瘦素受体敏感性下降。

◎ 影像学：磁共振显示下丘脑区域结构异常，功能性 PET-CT 显示弓状核葡萄糖代谢率降低 40%。

✦ 治疗策略

◎ 行为管理：严格管控食物可及性（如家庭智能锁冰箱），结合认知行为治疗，降低暴食频率。

◎ 药物干预：胰高血糖素样肽 -1 受体激动剂（如司美格鲁肽）、中枢兴奋剂（如莫达非尼）。

◎ 神经调控技术：深部脑刺激术后 1 年体重平均下降 18%。

## （二）库欣综合征性肥胖：糖皮质激素的“代谢劫持”

库欣综合征是由各种因素导致的高皮质醇血症，皮质醇作为一种糖皮质激素作用于靶器官，引起全身性代谢紊乱综合征。70% ～ 80% 的库欣综合征由库欣病（垂体 ACTH 瘤）或异位分泌促肾上腺皮质激素（ACTH）的肿瘤引起，20% ～ 30% 源于肾上腺肿瘤或者增生。库欣综合征导致的肥胖占继发性肥胖的 5% ～ 10%。

✦ 典型表现：

◎ 向心性肥胖：满月脸、水牛背、锁骨上窝脂肪垫。

◎ 皮肤改变：宽大紫纹（宽度 > 1 cm）、皮肤菲薄易瘀斑。

◎ 三联征：高血压、糖尿病或糖耐量异常、骨质疏松。

✦ 治疗策略：

◎ 库欣病（垂体 ACTH 瘤）：神经外科手术治疗或药物治疗（垂体靶向药物、肾上腺抑制剂）。

◎ 肾上腺源性库欣综合征：泌尿外科手术治疗和 / 或联合细胞毒性药物。

◎ 异位 ACTH 综合征：手术切除原发灶，不可切除者采用药物治疗。

## 三、药物性肥胖：糖皮质激素与抗抑郁药的代谢陷阱

药物性肥胖主要由长期或大剂量使用特定药物引发代谢紊乱所致。本节聚焦于糖皮质激素和抗抑郁药两类常用药物，系统解析其临

床表现及干预策略。

### （一）糖皮质激素性肥胖：激素调控的“脂肪编程”

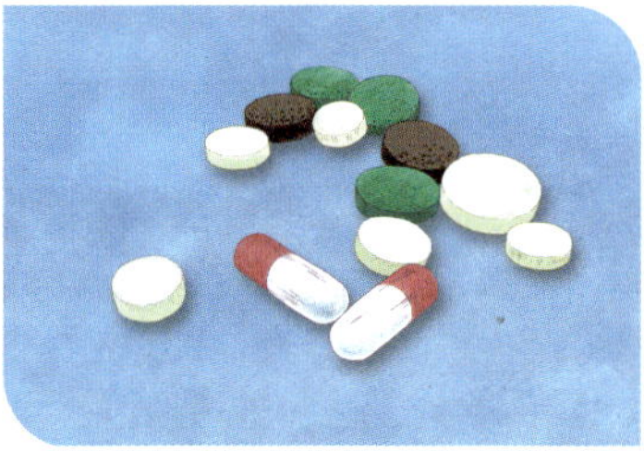

糖皮质激素作为强效抗炎和免疫抑制剂，广泛用于风湿免疫性疾病、哮喘、重症感染、器官移植等疾病的治疗，但长期超生理剂量的应用可导致医源性库欣综合征，表现为向心性肥胖、高血压、糖代谢异常、骨质疏松、低钾血症等。

糖皮质激素所致肥胖的机制和临床表现与前文所述库欣综合征性肥胖大致相同。治疗上可选择药物替代方案，除了在适宜情况下考虑非甾体抗炎药等替代治疗方案外，医生还可能根据患者具体情况，采取糖皮质激素逐渐减量、调整用药时间、联合其他药物等策略来管理体重增加和相关并发症。

### （二）抗抑郁药性肥胖：神经递质失衡的代谢代价

抗抑郁药（帕罗西汀、文拉法辛、米氮平等）可以通过调节单胺类神经递质来改善情绪，但其通过中枢神经递质的作用会增加食欲、抑制饱腹信号；干扰胰岛素信号通路，促进脂肪合成，降低基础代谢率；还可以引起水钠潴留，镇静降低能量消耗等复杂机制，从而导致体重增加，发生率高达 25% ～ 50%。

✦ 临床管理与减重策略

◎ 药物选择优先级：优选可以激活棕色脂肪产热的药物，避免可能导致明显体重增加的药物，尤其是针对体质指数≥ 30 $kg/m^2$ 的患者。

◎ 行为干预：间歇性禁食、认知行为疗法联合药物治疗。

如果你正在服用这些药物并出现体重增加，请务必咨询医生，不要自行停药或调整剂量。医生会评估药物是否是导致体重增加的原因，并根据情况调整用药方案。

## 本节启示

了解内分泌和代谢性疾病与肥胖的关联，有助于我们提高警惕。如果你的肥胖伴有其他异常症状，或者体重增加得非常迅速，应及时就医进行相关检查，排除潜在的内分泌或代谢性疾病所致的继发性肥胖的可能。治疗原发病才能有效减轻体重，改善肥胖。

# 打卡手账

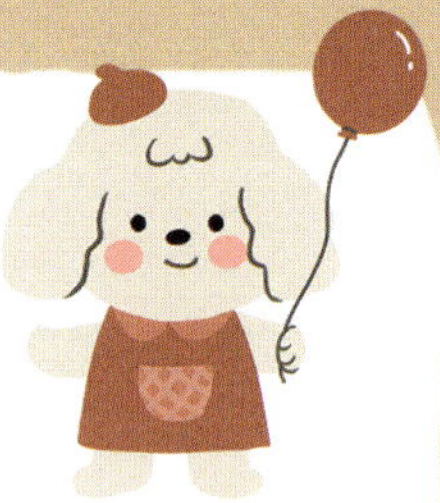

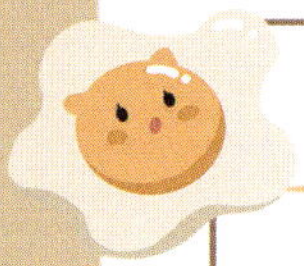

# 第四节

## 肠道菌群失调：影响能量吸收与体重的微观世界

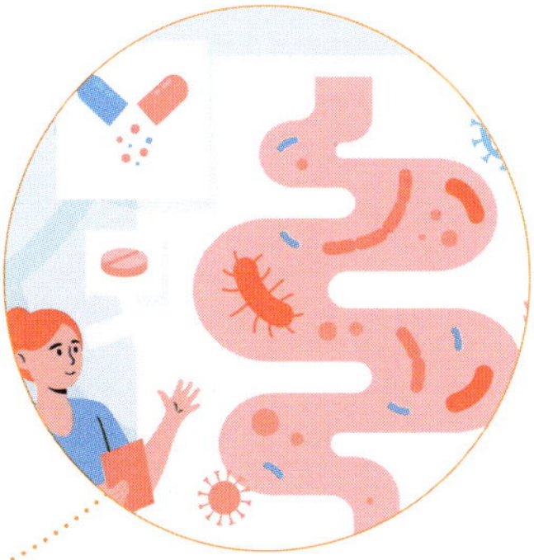

我们的肠道里居住着数以万亿计的微生物，称为肠道菌群。这些微生物种类繁多，数量惊人，与我们的身体相互依存，形成了一个复杂的生态系统。肠道菌群可以调控能量吸收、代谢信号传递和炎症反应。肠道菌群失调是肥胖与代谢紊乱的重要原因之一。将肥胖者的肠道菌群移植到小鼠肠道后，小鼠的身体脂肪量激增 60%，如同代谢程序被黑客入侵。

✦ 影响能量吸收

一部分肠道菌群能够有效分解食物中的复杂碳水化合物，释放出更多可以被人体吸收的能量。而有些菌群是“能量窃贼”，能从食物中“偷走”更多热量，并将其转化为脂肪储存起来。健康的菌群构成有助于维持能量平衡。

✦ 影响食欲和饱腹感激素

肠道菌群可以产生一些化学物质，通过神经或血液循环影响大脑，

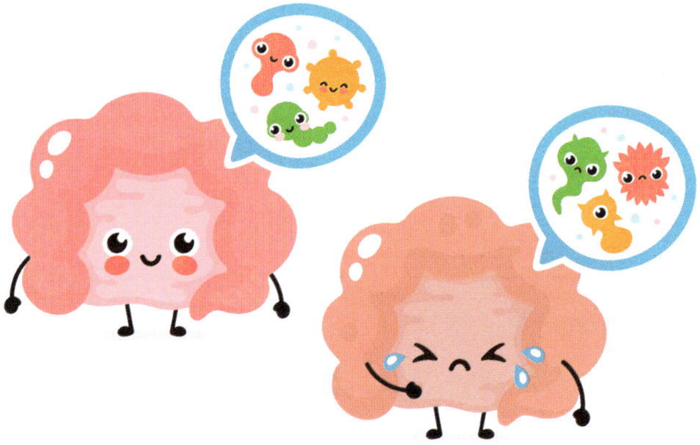

调节食欲和饱腹感。例如，健康的菌群有助于产生促进饱腹感的激素，而某些不健康的菌群可能产生刺激食欲的物质。

✦ 影响炎症和胰岛素抵抗

肠道菌群失调可能导致肠道屏障功能受损，一些细菌产物进入血液，引起全身低度炎症。慢性低度炎症与胰岛素抵抗密切相关，而胰岛素抵抗是导致肥胖和糖尿病的重要原因。

✦ 影响脂肪储存

肠道菌群影响胆汁酸的代谢，胆汁酸在脂肪的消化吸收和代谢中起重要作用。某些菌群构成可能导致更多的脂肪被储存起来。

肥胖人群的肠道菌群构成与瘦人群存在差异，调节肠道菌群可以干预肥胖。

## 本节启示

了解肠道菌群对肥胖的影响之后，我们可以调整饮食结构，增加膳食纤维的摄入，食用益生菌食品（如酸奶、发酵食品等）或在医生指导下使用益生菌制剂，有助于改善肠道菌群构成，从而对体重管理产生积极影响。

# 打卡手账

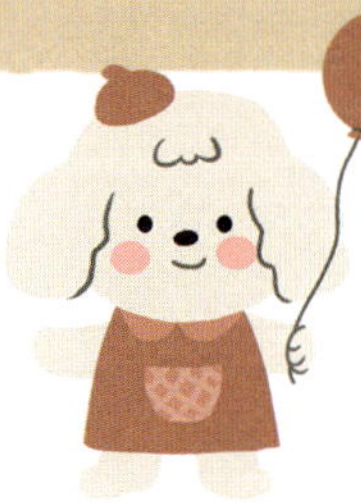

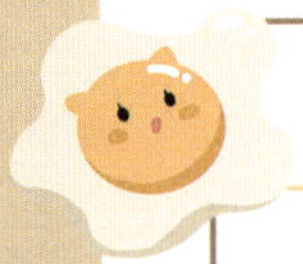

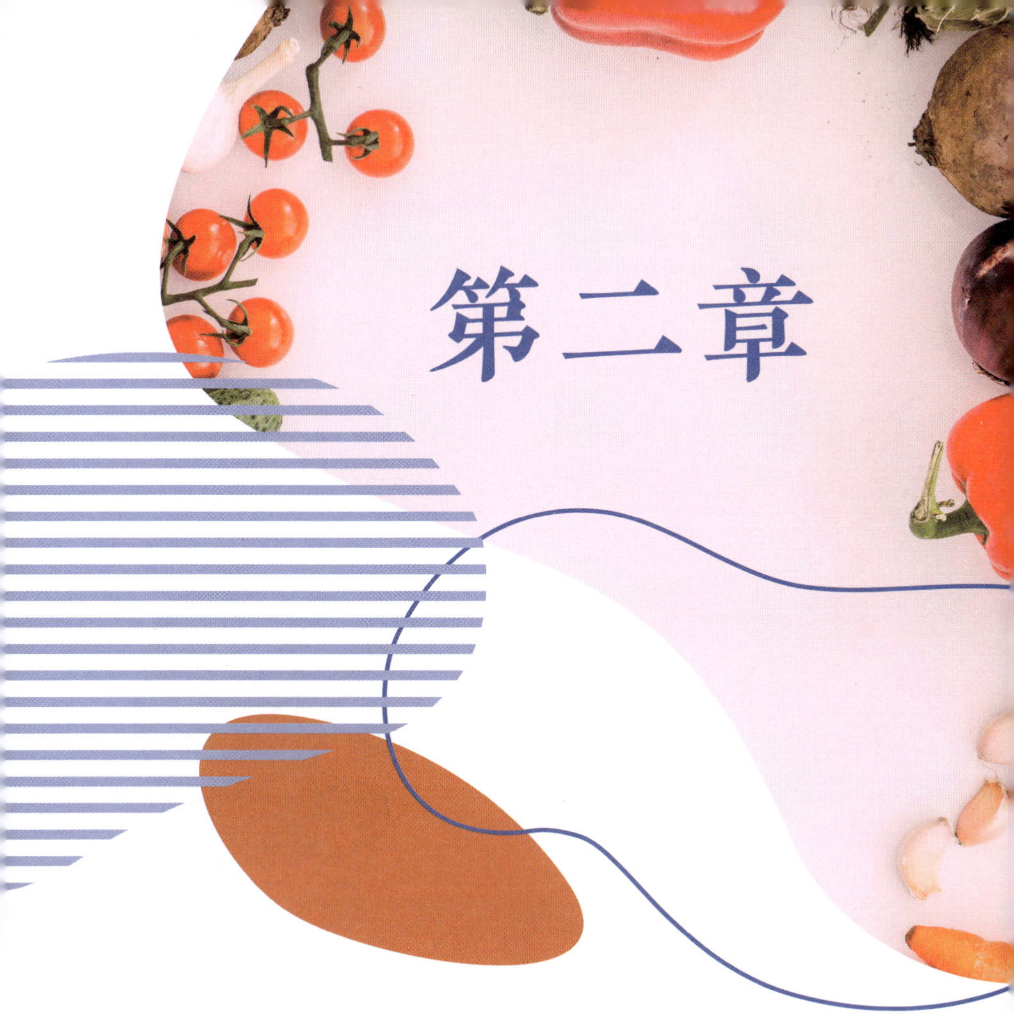

# 第二章

## 肥胖的危害：远不止“三高”

很多人把肥胖与“三高”（高血压、高血糖、高血脂）画上等号，却不知道“三高”只是冰山一角。肥胖是一场“全身性风暴”，会在人体内悄悄地拉响多个“警报器”，从血管、肝脏到生殖系统，从关节到情绪，无一幸免。本章将用尽量浅显的语言，带你看清脂肪超标背后的连锁危险，帮助你与家人及时踩下“刹车”。

# 第一节

## 代谢综合征的连锁反应

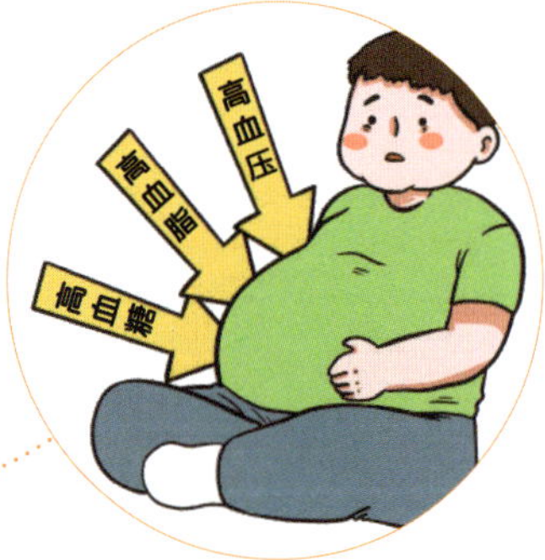


### 一、代谢综合征是什么？

当腰围变粗、血压和血糖飙升、血脂异常等代谢问题“组团”出现时，我们称之为代谢综合征。它好比一串互相牵引的多米诺骨牌，而最前端那张牌，往往就是肥胖。

### 二、高血压：血管的“高压锅”

当脂肪在腹部堆积，内脏被一圈油脂包围，形成一道“脂肪围墙”，从外部对血管造成挤压。脂肪细胞不仅仅是储存能量的“仓库”，它们还会释放一些激素和化学物质，导致血管收缩，进一步加剧血管的压力。此时，血管会受到机械挤压和化学信号的双重刺激，血压开始节节攀升。

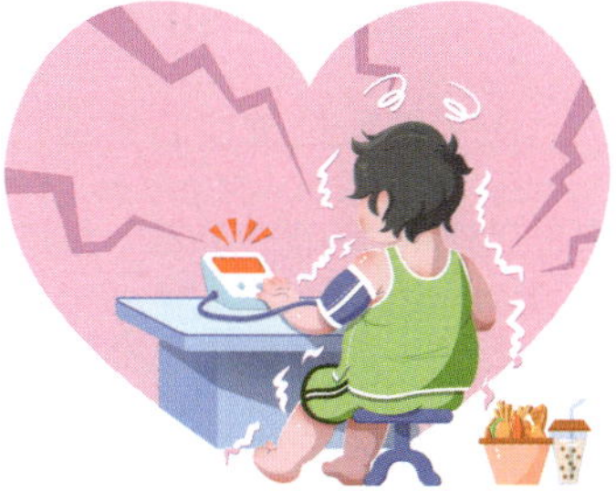

血压升高以后，血管壁长期处于高压状态，就如同水管被持续的高压水流冲刷一样。长时间的这种环境会使得血管壁变得坚硬，甚至失去弹性，最终导致动脉硬化。血管的硬化和变窄，使得血液流动变得困难，增加了发生心脏病和脑血管病的风险。高血压也会让心脏的负荷加重，心脏就像汽车的发动机，如果常年“超载”行驶，即使保养得再好，也难免受到磨损和衰退。

体质指数（BMI）是一个广泛使用的衡量肥胖程度的指标，能够反映出一个人的体重状况与身高的关系，计算公式为体重（kg）除以身高的平方（$m^2$）。当 BMI 上升时，发生高血压的风险也会随之增加，BMI 每增加 1 $kg/m^2$，收缩压便会上升 1 ～ 2 mmHg。腰围也是一个重要的健康指标，腰围每增加 5 cm，患高血压的风险可上升 20% 左右。

## 三、2 型糖尿病：胰岛的“疲劳战”

脂肪过多会释放大量的炎症介质，这些介质会干扰身体对胰岛素的正常反应，使得肌肉和肝脏对胰岛素变得“视而不见”，形成胰岛素抵抗。这种情况导致胰岛素这把“钥匙”常常无法打开细胞的“锁”，血糖无法顺利进入细胞被消耗供能。相反，血糖只能滞留在血管中，最终通过尿液被排出体外，使身体无法有效利用葡萄糖来获取能量。

为了弥补这种胰岛素抵抗，胰岛细胞不得不拼命分泌更多的胰岛素，试图将血糖“送入”细胞。这种强度的代偿行为逐渐使胰岛细胞筋疲力尽，无法维持正常的胰岛素分泌能力。随着时间的推移，胰岛细胞的功能会逐渐衰退，最终的结果便是血糖失控。

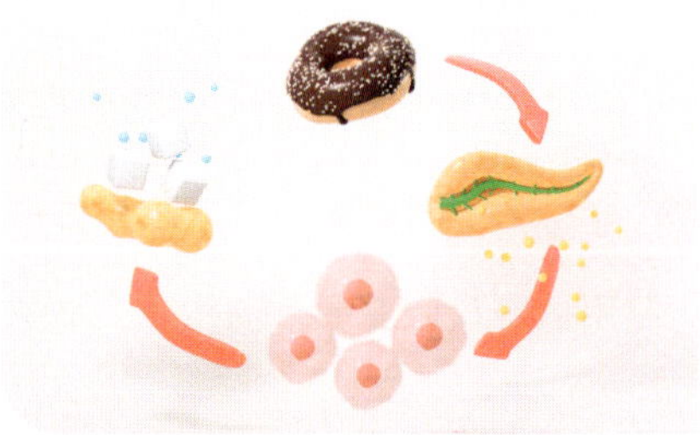

肥胖人群患 2 型糖尿病的概率为正常体型者的 5 ～ 7 倍，而 90% 以上的 2 型糖尿病患者存在着超重或肥胖。糖尿病也并非只是“少吃甜品”那么简单，它牵连着心、脑、肾、眼多个器官，最终导致一系列严重的并发症，极大地影响患者的生活质量。

## 四、血脂紊乱：血液变得“黏稠”

肥胖人群的血液中，甘油三酯和低密度脂蛋白胆固醇通常会显著增高，而高密度脂蛋白胆固醇则显著下降。这种不平衡不仅影响血脂的健康水平，还使得血液的流动变得像“油汤”一样黏稠，流动速度减慢。这种黏稠的血液增加了血管堵塞的风险，导致氧气和养分供应不畅，进而对心脏和大脑等重要器官造成严重影响。

随着这些“油渍”在血管内壁慢慢沉积，逐渐形成厚厚的斑块，导致动脉粥样硬化。血管内壁的这些斑块像水管壁上的锈渍，不仅使得血管的内壁变得粗糙、狭窄，还会降低血液流动的效率。随着时间的推移，这些斑块可能在某一天突然破裂或脱落，形成血栓，从而堵塞血管，导致心肌梗塞或脑梗塞等极为严重的健康问题。

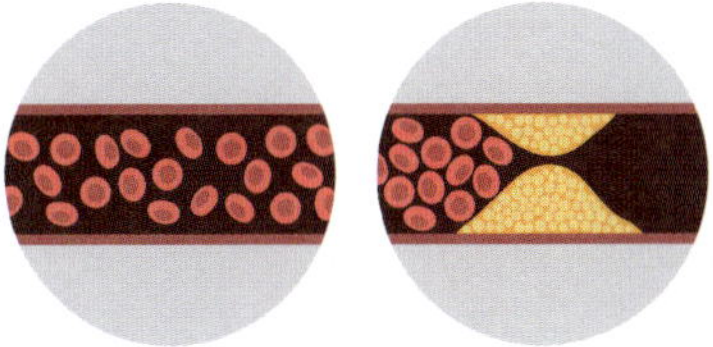

在肥胖人群中，发生动脉粥样硬化的风险比正常体重者高出 2～3 倍。同时，体重每增加 1 kg，动脉粥样硬化发生的概率也会相应增加约 15%。这意味着，即使是微小的体重增加，都可能对心血管健康构成严重威胁。

## 五、痛风与高尿酸血症：隐藏在美食里的“针”

嘌呤的代谢产物尿酸，是一种正常的代谢废物。当脂肪积聚过多时，尿酸的合成也同样增多。此外，肥胖还影响肾脏的功能，使其排出尿酸的能力受到抑制。当肾脏无法及时将尿酸排出体外，尿酸便在血液中不断积累，形成高尿酸血症。

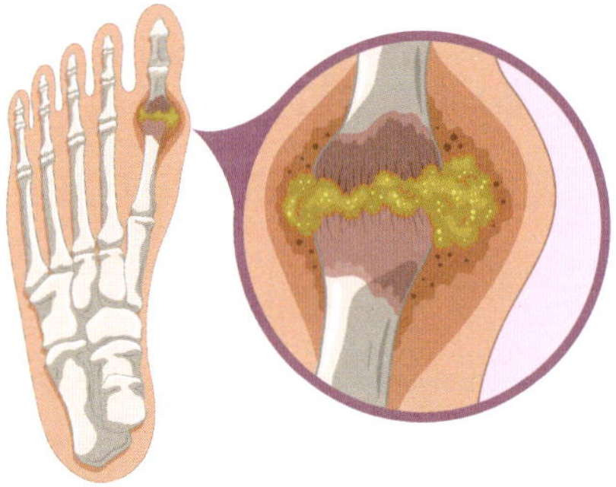

当尿酸浓度上升至一定阈值，达到过饱和状态，会在关节内沉积尿酸结晶。这种结晶在外部因素刺激下，例如关节外伤或着凉时，可能会脱落进关节腔，诱发痛风性关节炎，造成如刀割般剧烈的疼痛。随着时间推移，尿酸盐结晶在关节处不断累积，最终可形成被称为“痛风石”的聚合物。这些结晶在肾脏沉积时，还可能导致肾结石，严重者可引发痛风性肾病，最终需要透析治疗以维持生命。

男性肥胖者患痛风的风险是正常体重者的 2 ～ 3 倍，而女性肥胖者的痛风风险同样显著增加。此外，体重每增加 5 kg，发展为痛风的风险增加约 25%。因此，保持健康的体重对于预防痛风至关重要。

## 六、脂肪肝：沉默的“棉被”

肝脏被誉为人体最大的“化工厂”，在代谢过程中承担着重要的功能。当身体摄入的能量过剩时，多余的能量会被转化为脂肪并囤积在肝细胞中，使肝脏逐渐变成一个“油库”。肝脏会因为过多的脂肪堆积而陷入困境，无法有效执行其代谢、解毒等正常功能。

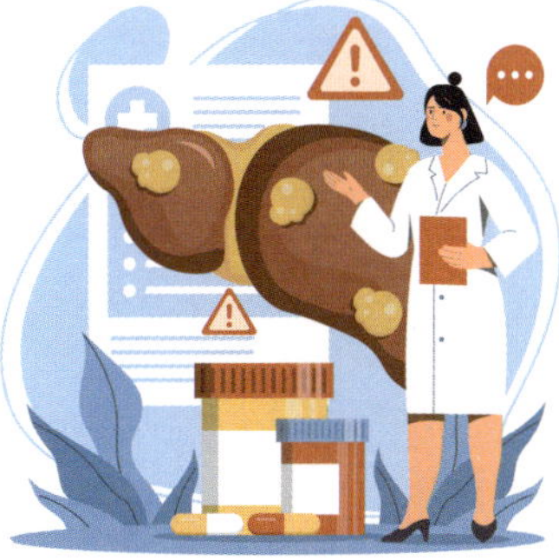

肥胖是导致代谢相关性脂肪肝的主要原因之一。在早期阶段，轻度脂肪肝可能不会出现明显症状。随着脂肪在肝脏中的进一步累积，肝功能受到损害，表现为转氨酶水平升高。长此以往，肝脏中过量的脂肪促进局部的炎症反应，引发脂肪肝炎。这种炎症反应如果持续未得到有效控制，可能会导致肝纤维化，甚至发展成更为严重的肝硬化和肝癌。

据统计，超重和肥胖者中，脂肪肝的患病率高达 60% ～ 90%，与正常体重者的患病率不足 10% 形成鲜明对比，这说明肥胖是代谢相关性脂肪肝的重要危险因素。最新的研究显示，中国成人脂肪肝的总体患病率接近 30%，其中大部分病例与肥胖和代谢综合征相关。

## 本节启示

代谢综合征不是单一疾病，而是多种疾病的集合。就像“一键启动”模式，按下肥胖这个按钮，其他代谢性疾病也一并被激活。早期控制体重，可“一石多鸟”地关停这些反应。

# 打卡手账

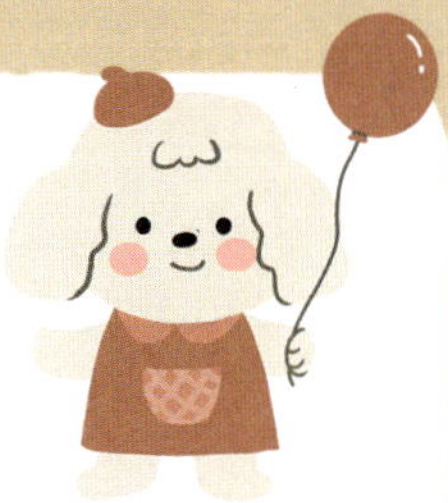

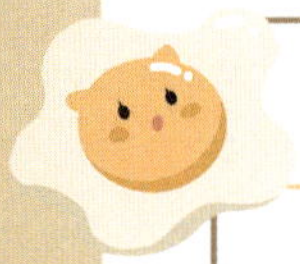

# 第二节

## 内分泌与生殖危机

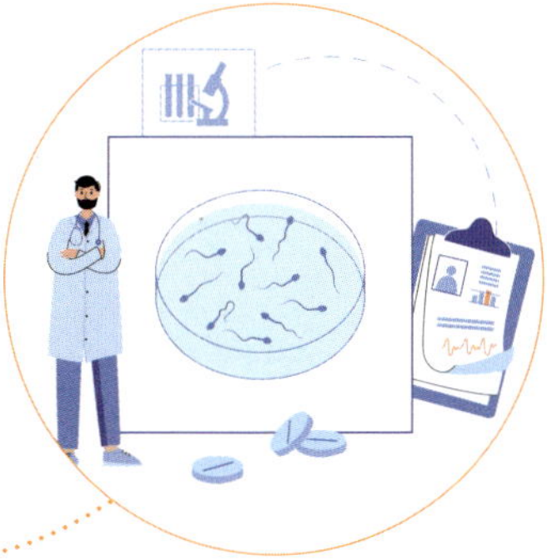

### 一、男性：睾酮悄悄“缩水”

肥胖不仅仅是体重的问题，还会对男性的激素水平和生理功能产生深远的影响。在肥胖男性的内脏脂肪细胞中，一种叫作芳香化酶的酶活性增强。这个酶负责将男性的雄性激素睾酮转化为雌激素，酶的活性增强导致睾酮水平下降，雌激素水平升高。这一变化对男性的身体和心理产生一系列负面影响。睾酮的下降直接影响到精子的生成质量，最终表现为精子活力的降低，性欲减退，甚至导致肌肉流失、乏力和抑郁等症状。

体内脂肪每增加 5 kg，睾酮水平平均下降约 2%。与正常体重男性相比，重度肥胖男性的精子活力平均下降超过 20%。这意味着大量肥胖男性可能面临着更高的不育风险，为正常体重男性的 2 ～ 3 倍。长此以往，这种生理变化不仅影响男性的生殖能力，还会对其阳刚气质产生消极影响。

## 二、女性：多囊卵巢综合征的恶性循环

肥胖女性常面临一系列健康问题，包括月经紊乱、多毛、痤疮和受孕困难等。其主要原因在于肥胖女性体内存在严重的胰岛素抵抗，卵巢分泌过多的雄激素，从而干扰正常的生理周期。激素失衡使月经周期延长，甚至可能导致停经，同时卵泡的发育也受到抑制，导致排卵障碍。卵巢内部出现小而多的卵泡是多囊卵巢综合征（PCOS）患者卵巢彩超的典型表现。

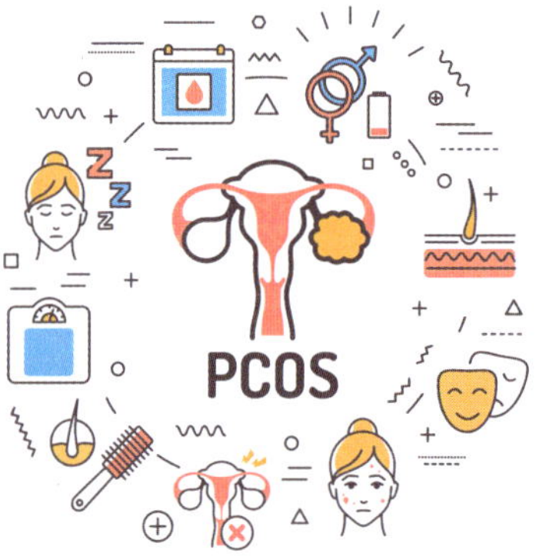


排卵障碍不仅直接导致不孕症的发生，还会对心理健康产生负面影响。面对生育困难，许多女性出现焦虑、抑郁等情绪，影响睡眠质量。睡眠不佳导致身体疲惫、情绪低落，从而增加暴饮暴食的风险，形成反复进食和情绪波动的现象。这种负面反馈机制往往导致体重持续上升，进一步加剧激素失衡，最终使得身体陷入“体重增加—激素紊乱—情绪恶化”的恶性循环。

对于多囊卵巢综合征患者来说，减重 5% ～ 10% 可以显著改善排卵，近半数患者能够恢复正常的排卵周期。

## 三、妊娠风险：两代人的“考卷”

根据世界卫生组织的数据，超重或肥胖不仅影响女性的生育能力，还使备孕的时间延长 55% ～ 60%。肥胖对生育的影响涉及多个生理机制，如激素失衡、排卵障碍等，都是导致受孕难度增加的重要原因。而减重 5% ～ 10% 能够显著提升自然受孕率和辅助生殖技术（如试管婴儿）的成功率。

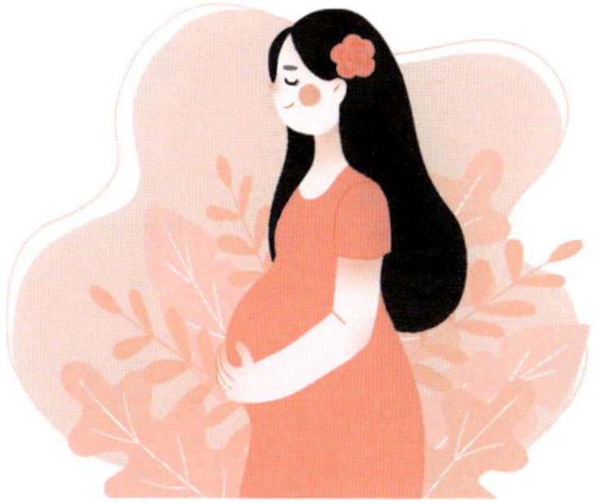

减重不仅可以帮助女性在备孕过程中减少等待时间，还能更好地为健康怀孕打下基础。超重的孕妇在怀孕期间面临着更高的健康风险，包括妊娠糖尿病、妊娠高血压、巨大儿和难产等，不仅增加母体的健康负担，还会对胎儿造成严重影响。例如，妊娠糖尿病可能导致胎儿在子宫内过度生长，出生时婴儿体重明显偏大，这样的情况被称为巨大儿。肥胖孕妇可能经历复杂的分娩过程，增加剖宫产的概率，影响产后恢复和母婴健康。

更重要的是，孕期肥胖也会对孩子未来的健康产生长远的影响。超重的母亲可能在孩子的基因表达中“预装”肥胖和代谢性疾病的风险，意味着孩子未来患肥胖、糖尿病等代谢疾病的可能性将显著增加。

因此，控制孕前体重达到理想水平，不仅仅是对母亲自身健康的负责，更是为下一代提供了一份“健康保险”。

## 本节启示

脂肪细胞远不只是“应急仓库”，它会改写激素分泌节律。对于生育计划中的男女，控制体重是提升生育力最经济、最安全的“助孕药”。

# 打卡手账

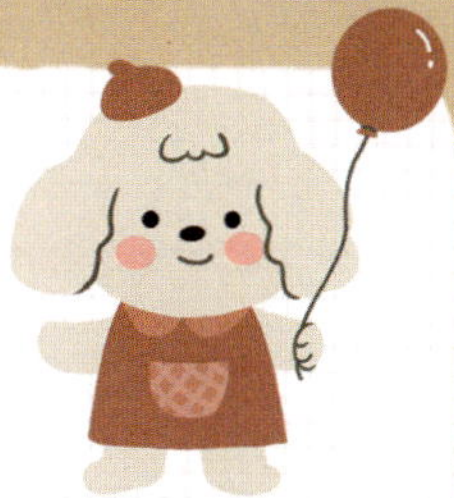

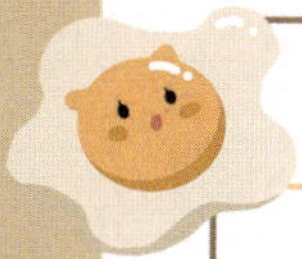

# 第三节

## 隐匿的全身性损害

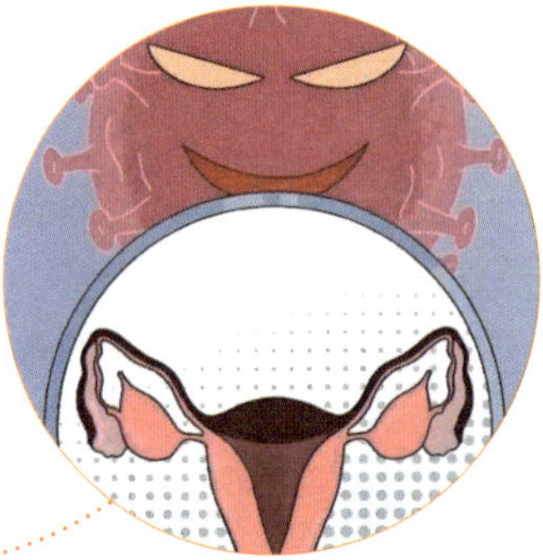

### 一、癌症风险：脂肪因子的“暗中推手”

世界癌症研究基金会将肥胖列为癌症的头号危险因素之一，全球每年约有 5% 的新发癌症与肥胖密切相关。肥胖通过多种机制增加癌症风险，包括慢性炎症、激素失衡等。

乳腺癌和子宫内膜癌与体内雌激素水平过高有着紧密的关系。肥胖女性的脂肪组织会产生额外的雌激素，尤其绝经后的女性，这种激素的产生会显著增加，导致妇科癌症的风险上升。结直肠癌的发生则与低度炎症和胰岛素样生长因子升高密切相关。肥胖会引发慢性低度炎症，促使身体持续处于一种炎症状态，这种状态可能刺激肠道肿瘤细胞的生长和繁殖。

体质指数（BMI）每增加 5 $kg/m^2$，结肠癌的风险则会提升约 15%。对于绝经后的女性而言，腰围大于 88 cm 则需要引起重视，这会使患乳腺癌风险增加近 1 倍。这些数据有助于我们认识到控制体重的重要性，因为每一点体重的增加都可能在无形中加大了癌症的风险。

## 二、骨关节系统：超负荷的“磨损”

人体的下肢关节在承受力量时并不是简单地叠加体重，而是以 3 ～ 4 倍的放大效应来承担压力。也就是说，体重每增加 1 kg，膝关节的负重大约增加 4 kg。而关节软骨就像没有血管的“海绵”，缺乏有效的血液供应使得其修复能力十分有限，难以自我修复。因此，经过长时间的磨损和挤压，关节软骨很容易出现退化、变薄的情况，最终导致骨关节炎的发生。

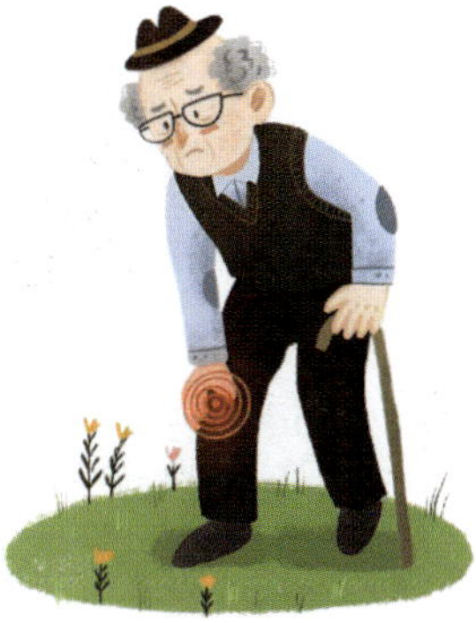

当BMI超过 30 $kg/m^2$ 时，患骨关节炎的风险会翻倍。这一数据表明，超重和肥胖是导致关节疾病的重要危险因素。肥胖不仅增加了关节的负担，还可能引发与关节健康相关的并发症，进一步加快疾病的进程。

## 三、呼吸系统：夜间的“憋气”危机

颈部脂肪的增厚和腹部脂肪的堆积会对呼吸系统造成显著影响，尤其是在睡眠时，这些脂肪组织的增加会压迫气道，导致气道塌陷和变窄，引发打鼾甚至严重的阻塞性睡眠呼吸暂停。打鼾在许多人看来只是一种常见的睡眠现象，但其背后隐藏的真正危险则是由于气道阻塞引起的反复“憋醒”，这会导致大脑和身体的缺氧。

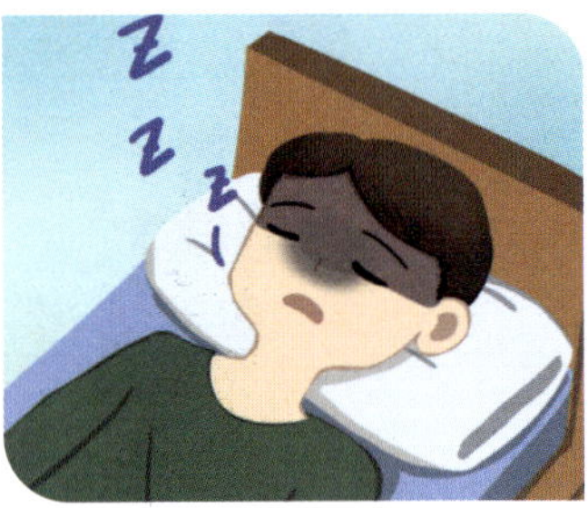

反复中断的睡眠会引发多种生理问题。首先，缺氧状态可能导致心律失常，诱发心肌梗死、心力衰竭，影响心脏的正常功能，从而增加患心脏病的风险。其次，长时间的缺氧也会影响大脑的供氧，导致记忆力减退和认知能力下降，甚至发生脑卒中等脑血管疾病。最后，由于睡眠质量差，嗜睡和疲劳感会随之加剧，影响工作效率，也会增加交通事故的风险。

## 四、心理健康：体重歧视与情绪“伤痕”

学龄期儿童常因肥胖而受到同学的嘲讽，这种校园暴力会对心理健康产生深远的负面影响。研究表明，肥胖儿童抑郁和焦虑的发生率显著升高，不仅影响其社交能力，还会导致他们在学习上的表现下降，使得他们更加沮丧和无助。

成年后，这些曾经受到排斥和歧视的肥胖个体在求职、升迁和婚恋等方面同样容易遭遇不公平的对待。社会环境的压力使得他们在面对生活中的各项挑战时更加艰难，内心的自卑感、焦虑以及抑郁情绪愈加明显。

情绪低落促使许多人采取情绪性进食的方式来应对困扰，“越胖越郁、越郁越吃”的恶性循环逐渐形成。肥胖不仅对身体造成伤害，还通过情绪与心理的交互影响，造成一系列复杂的后果。对于存在心理健康问题的肥胖个体而言，打破这个恶性循环需要社会和个人的共同努力。

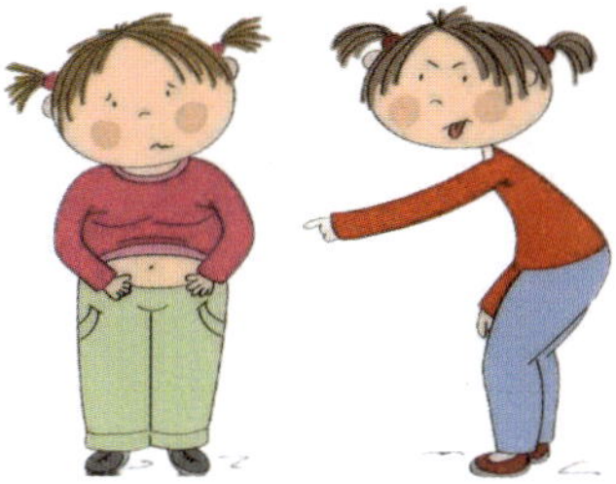

## 本节启示

肥胖带来的伤害，有些看得见，如关节疼痛；有些潜伏多年，如癌症风险；有些隐藏在心灵深处，如自卑与抑郁。这些影响叠加，才是肥胖真正给人体带来的“重锤”。

# 打卡手账

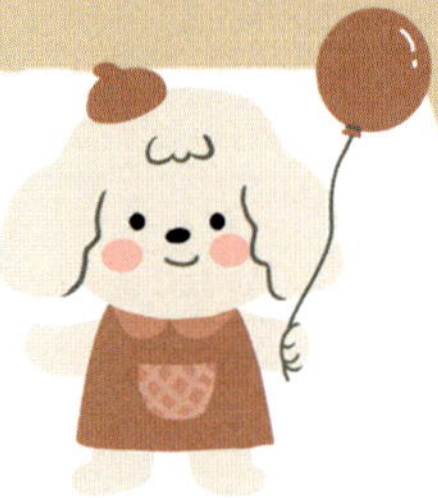

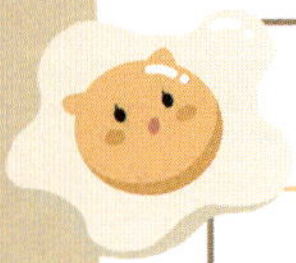

# 第四节

## 特殊人群风险

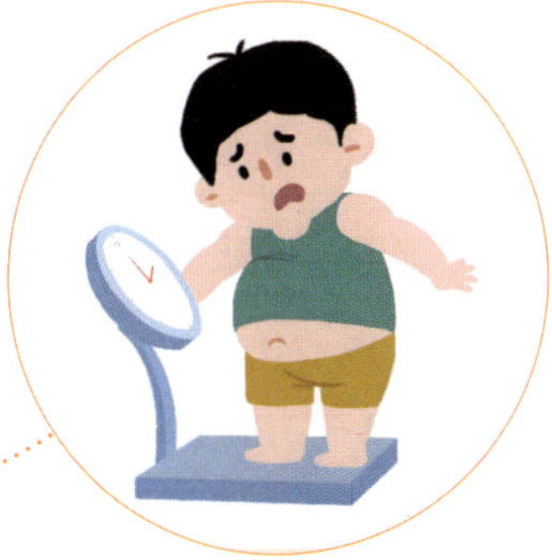

## 一、儿童肥胖：性早熟与成年病的“预约函”

### （一）性早熟

肥胖儿童脂肪分泌的瘦素增加，脂肪细胞的芳香化酶活性增强，导致雄激素转化为雌激素增多，瘦素和雌激素向大脑发出“成熟信号”，提前启动青春期，导致女孩乳房提前发育，男孩变声期提前以及青春痘早现，并且会影响最终身高。孩子过早出现第二性征，但心理年龄却没跟上，易产生自卑或早恋风险，成年后乳腺癌、子宫内膜癌等风险也会增加。

### （二）成年后慢性病高发

超重儿童成年后发展为肥胖的概率是正常体重儿童的5倍，成年后患2型糖尿病、心血管疾病等慢性病的风险是正常体重者的2～5倍。

### （三）行为与学习

超重儿童童年形成的高热量饮食和久坐少动的生活习惯往往伴随一生，成年后也很难纠正。体力受限、同伴嘲笑会降低其对课外活动的兴趣，影响其社交与学习自信，加剧校园孤立的现象。

## 二、老年肥胖：肌少症性肥胖的“双重打击”

随着年龄增长，肌肉量会自然流失，同时老年人代谢率降低，热量更易在体内以脂肪的形式囤积，导致肥胖。脂肪会“挤走”肌肉，就像在墙体里掏空钢筋，又填充上棉花，外表膨胀却不结实，这便是“肌少症性肥胖”。

肌肉减少，使得力量缺乏，运动平衡能力下降；脂肪过多又会诱发心血管疾病和代谢性疾病。两者叠加，跌倒和发生骨折的风险翻倍，使得老年人住院率显著升高，并且骨折后恢复差，致残率和死亡率高。肌少症性肥胖让老年人既缺少“动力引擎”，又背上“沉重包袱”，生活质量大幅下降。

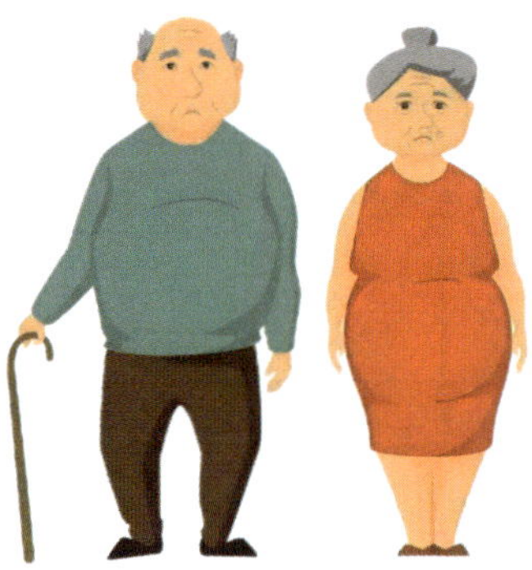

## 本节启示

人生不同阶段对脂肪的“承受力”不同，儿童需要“长身不长膘”，老年人需要“减脂不减肌”。儿童与老年人是两端脆弱的群体，一旦发胖，危害会更加迅速且深远，需要早预防、早干预、长期坚持。

# 打卡手账

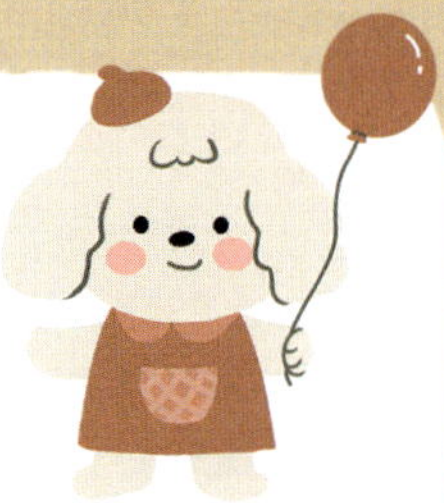

# 第三章

## 如何科学评价肥胖？——从数据到身体信号

肥胖不仅是身材走样，更会引起高血糖、高血脂、高血压等代谢紊乱，患心脑血管疾病及癌症风险增加，关节负担加重，诱发焦虑、抑郁等心理问题，可以说“一胖毁所有”一点都不夸张。那么，如何判断自己是“真胖”还是“假瘦”呢？仅仅凭感觉或简单看体重数值是远远不够的，知道脂肪的分布和人体成分也是非常关键的。虽然科学评价肥胖需要多维度，但是体质指数（BMI）和腰围等经典指标仍在临床中广泛应用。

# 第一节

## 经典指标与局限：体质指数（BMI）和腰臀比不是万能钥匙

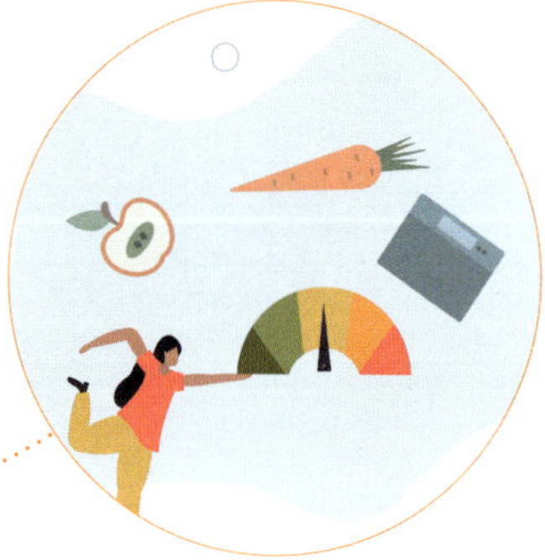

### 一、BMI：最常用但最“粗放”的指标

BMI是最常见的评价肥胖的指标之一，其计算公式为体重（kg）除以身高的平方（$m^2$）。例如小花身高1.6 m，体重50 kg，那么小花的BMI即为$50/1.6^2=19.5$ kg/$m^2$。对于我国成年人BMI的正常范围为18.5～23.9 kg/$m^2$，24～27.9 kg/$m^2$为超重，大于或等于28 kg/$m^2$即

为肥胖。可以说 BMI 是评价肥胖最简单快捷、经济实惠的一把“胖瘦小尺子”，只需要做一道算术题，就可以知道自己大概的胖瘦情况。BMI 也可以说是肥胖的“预警信号灯”，一旦 BMI 数值过高，就像给我们的身体健康亮起了“红灯”，距离糖尿病、脂代谢紊乱以及各种心脑血管疾病也越来越近。

虽然 BMI 在临床中被广泛应用，但它也有一定的局限性。它不是一个透视仪，无法区分长的是脂肪还是肌肉。比如肌肉发达的运动员，如果仅仅计算他们的 BMI，很可能就误认为他们超重或肥胖了，但其实人家是“真瘦子”。而有些肌肉流失严重的老年人，仅计算 BMI 正常，但体脂含量超标，其实是个“真胖子”。此外 BMI 也看不到你的肥肉长哪儿了，它看不出来你是“啤酒肚”还是“大象腿”。所以说 BMI 就是一个初步筛查肥胖的工具，能快速帮助我们了解大致的胖瘦情况，但不要完全依赖它，也需结合其他指标进行评判。

## 二、腰围／腰臀比：内脏脂肪的“报警器”

有的人一胖就胖在肚子上，脂肪主要堆积在腹部，而四肢相对纤细，称为中心性肥胖，俗称“苹果型身材”。这种肥胖不仅是胖肚子这么简单，更是内脏脂肪超标的外在表现。脂肪按分布位置可分为皮下脂肪和内脏脂肪，那些分布在腹腔内包裹脏器（如肝脏、胰腺、胃肠道）的脂肪为内脏脂肪，通过分泌多种炎症因子干扰机体代谢功能，引发糖尿病、冠心病、非酒精性脂肪肝等多种疾病，堪称“代谢炸弹”。

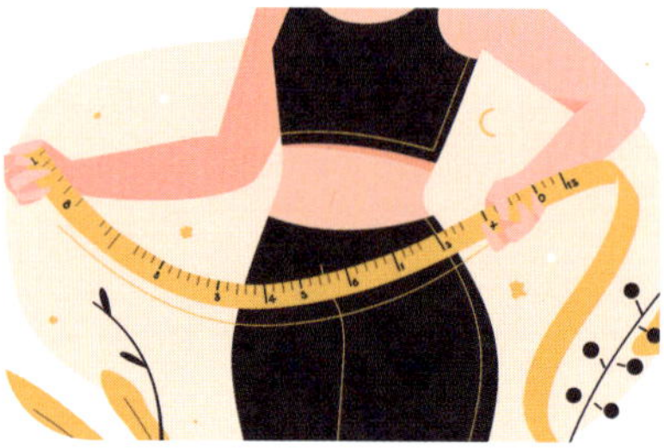

我们该如何判断自己是否是中心性肥胖呢？此时借助一把软尺，测量一下自己的腰围，即可判断。测量腰围时应选择站立位放松，呼气末测量肋骨最低处（肋弓下缘）和髂骨最高处（髂嵴上缘）中间点的平面围长，即为腰围。如果男性腰围≥ 90 cm，女性腰围≥ 85 cm，即为中心性肥胖。腰围每增加 1 cm，糖尿病风险上升 4%。

此外，腰臀比（WHR）也是一个能够反映中心性肥胖的指标。相比于腰围，腰臀比更能判断身体脂肪的分布情况，测量方法为腰围除以臀围（臀围是臀部最宽处的周长）。男性 WHR ≥ 0.90，女性 WHR ≥ 0.85 可诊断为中心性肥胖。腰围或腰臀比增加均与糖尿病、冠心病等风险增加相关。所以说腰围和腰臀比是评估肥胖及相关健康风险的重要指标，能够有效补充 BMI 的不足，帮助我们更全面地了解身体脂肪的分布情况，更早地发现潜在的疾病风险，是内脏脂肪的“报警器”。一旦报警器响了，你可要小心啦！

## 本节启示

判断肥胖不能仅凭感觉或体重数值，BMI 虽常用但也有局限性，无法区分脂肪与肌肉。腰围和腰臀比能有效反映中心性肥胖及内脏脂肪情况，是评估健康风险的重要指标。因此，科学评价肥胖需多维度指标综合判断，及早发现并控制肥胖，守护健康。

# 打卡手账

# 第二节

## 新兴评估技术：揭开“隐形脂肪”的面纱

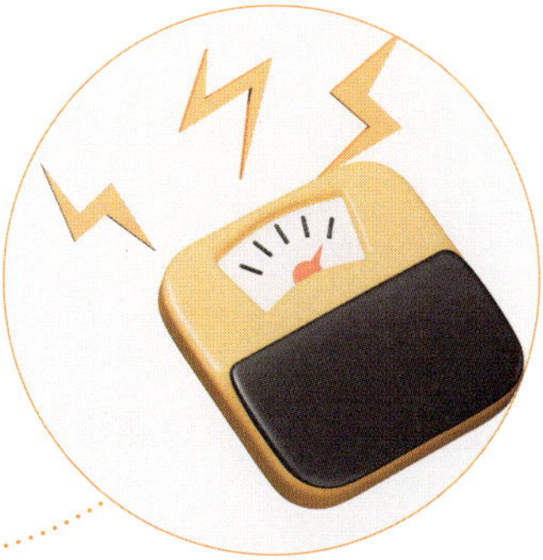

肥胖不是简单的“体重超标”，而是脂肪分布、代谢功能、炎症状态的综合体现。科学管理体重，既要关注秤上的数字，更要读懂身体的信号，而传统方法无法检测到的脂肪积累问题，一些新兴的评估技术能够更准确地测量和评估脂肪含量。

### 一、家用体脂秤 vs 医院双能 X 线吸收法：谁更靠谱？

想要了解身体真实的胖瘦程度就得测定体脂率，现在主要有两种方法——家用体脂秤和医院双能 X 线吸收法（DEXA）。家用体脂秤普遍采用生物电阻抗分析法（BIA），通过电极片发出微弱电流，根据脂肪（不导电）与肌肉（导电）的阻抗差异估算体脂率。它操作简单、成本低廉，适合家庭日常使用，但测量结果易受多重因素干扰，例如环境温度、湿度改变，剧烈运动、排便、水肿、衣物、电子设备、体内的钢板钢钉等，使用家用体脂秤时最好固定时间测量，以减少误差。体脂秤的算法多基于标准体型，对肌肉发达的特殊人群，体脂秤的结果就会“差之千里”。

DEXA 利用不同组织对 X 线吸收率的差异进行精确测量，提供全身及局部脂肪、肌肉和骨骼的详细数据，准确性和可靠性高，被认为是体脂率测量的“金标准”。但是 DEXA 也有一定的局限性，设备昂贵，需要专业的场地和维护，只有专业的医疗相关机构才配备。且 DEXA 检查时也有轻度的电离辐射，孕妇及儿童等特殊人群需谨慎使用，以免对身体造成潜在危害。

## 二、生物电阻抗分析：健身房里的科学助手

随着科学技术的发展，一些新兴评估技术也用于评价肥胖。其中生物电阻抗分析（BIA）是通过利用生物体内脂肪与其他组织导电性能不同来测量人体电阻抗，进而推算身体成分的技术。相较于 BMI，BIA 可测定出体脂率、肌肉量、水分分布情况。此外，BIA 还可通过算法区分皮下脂肪和内脏脂肪，计算内脏脂肪面积，弥补了腰围及腰臀比无法量化内脏脂肪面积的缺陷。根据 BIA 测定的体脂率，可对肥胖进行分类及分级。目前将成年人体脂率超过 25%（男性）或者 30%（女性）定义为肥胖。

BIA最大的优点在于无创便捷，重复性好，成本效益高，还可以同时测量多个与肥胖相关的参数，如身体水分含量、肌肉量、基础代谢率等。这些参数能够从不同角度反映人体的健康状况，为全面评价肥胖及其对身体的影响提供丰富的信息。在减肥的过程中，通过该技术也能监测自己身体成分变化情况，评估减肥措施效果，及时调整治疗方案。但是，BIA也有一定的缺陷，它受皮肤湿度、体温、饮食、运动情况影响，有一定的误差。此外，极度肥胖、水肿、运动员等人群测定时会有较大误差。

## 三、定量CT：揪出“隐形炸弹”

定量CT（QCT）是基于常规CT扫描的数据进行后处理技术，对人体皮下和内脏脂肪进行定量测量，能够定量区分内脏脂肪和皮下脂肪，进而真实地反映出内脏脂肪占比情况。目前内脏脂肪CT定位推荐在腰2～3椎间盘侧面进行测量。内脏脂肪面积≥100 $cm^2$已被广泛接受用于定义东亚人群的内脏肥胖。但CT检查也有一定的缺点：患者暴露于辐射之下，单次CT辐射剂量3～5 mSv（相当于1～2年自然本底辐射），不适合频繁检测，成本较高，且需专业影像科操作。那么内脏脂肪定量CT面向哪些人群呢？

✦ 肥胖人群

特别是那些腹型肥胖者，腰围超标，脂肪主要堆积在腹部。这类人群患心血管疾病、糖尿病等慢性疾病的风险较高，通过 QCT 可以准确了解内脏脂肪的含量和分布情况，以便制定更有针对性的减肥和健康管理方案。

✦ 有代谢性疾病风险的人群

如高血压、高血脂、高血糖患者，或有糖尿病家族史、心血管疾病家族史的人群。内脏脂肪过多与代谢综合征密切相关，通过 QCT 有助于评估疾病风险，及时采取干预措施，预防疾病的发生和发展。

✦ 关注健康的特殊职业人群

如飞行员、航天员、运动员等，这些人群对身体的健康状态和体脂分布有较高要求。QCT 可以为他们提供精确的身体脂肪分布信息，帮助其进行科学的体能训练和健康管理。

✦ 研究需要的人群（受试者）

在一些医学研究中，需要准确了解内脏脂肪的含量和变化，如研究肥胖与慢性疾病的关系、新型减肥药物的疗效等，相关研究对象可能需要进行 QCT 检查，为研究提供准确的数据支持。

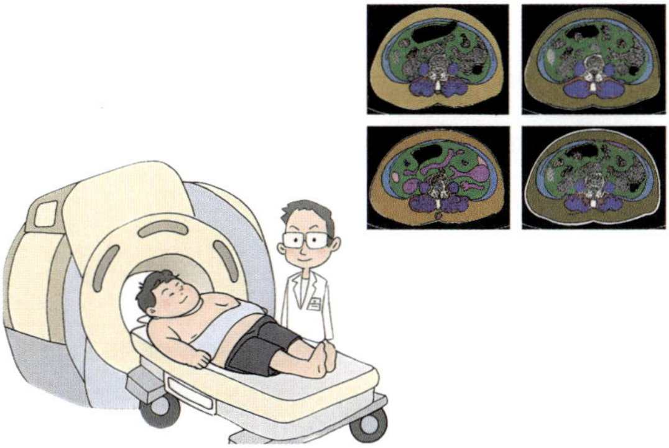

## 四、磁共振脂肪定量成像：让内脏脂肪无所遁形

磁共振脂肪定量成像技术通过对人体组织内氢质子的磁共振信号进行分析，能够精确地测量出脂肪组织的含量和分布情况。与传统的影像学检查方法不同，它不仅可以清晰地显示内脏器官的形态和结构，还能对脂肪进行定量分析，准确地得出内脏脂肪的具体数值。对于 BMI 正常但腰围超标者、有脂肪肝、糖尿病者可以选择核磁共振。

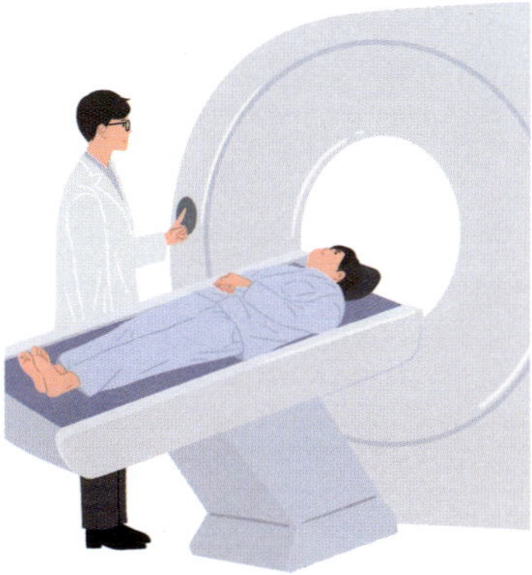

核磁共振具有准确性高、无辐射、多参数成像、动态监测等优点，但是其价格高昂、耗时长，限制了它的应用范围。

## 本节启示

超重和肥胖的患者，不能简单用体重数值来衡量，结合新兴的评估技术才能更精准的评估身体状况。家用体脂秤应用起来方便，但容易产生误差；DEXA精确但不能区分是皮下脂肪还是内脏脂肪；QCT和磁共振能精准评估出脂肪分布情况，但价格相对较高，仅在医院里面能够完成。依据患者的不同情况及目的，我们要科学合理地应用新兴的评估技术在不增加患者负担的同时揭开“隐形脂肪”的面纱。

# 打卡手账

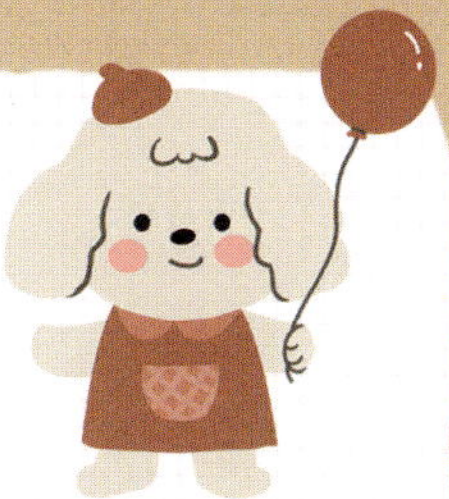

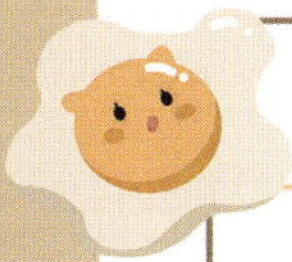

# 第三节

## 代谢健康的核心标志：身体发出的“求救信号”

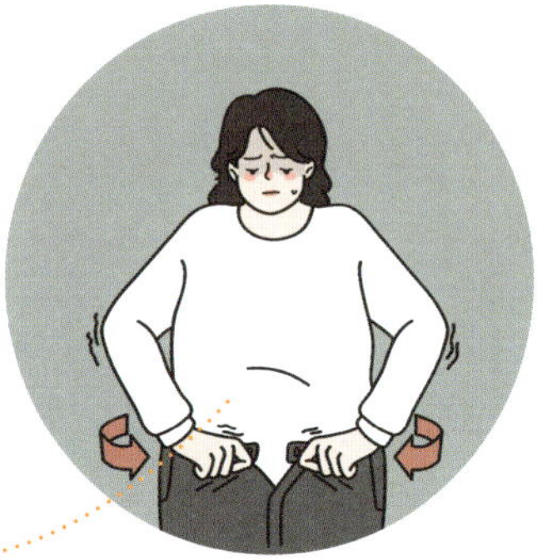

在快节奏的现代生活中，代谢健康已成为衡量人体机能的核心指标之一。代谢系统如同身体的“隐形工程师”，默默调控能量转化、激素平衡与细胞修复，但长期不良饮食、久坐少动及慢性压力正悄然侵蚀这一精密网络。当代谢失衡时，身体并非沉默——疲劳如影随形，食欲反常波动，体重莫名增减，皮肤频繁长痘，甚至出现“喝水也胖”的困境，这些看似普通的信号，实则是代谢系统发出的“求救警报”。胰岛素抵抗、糖脂代谢紊乱、高血压等问题，正是糖尿病、心血管疾病甚至癌症的序曲。当身体发现这些信号，我们要及时给予干预，否则无异于放任身体滑向疾病的深渊。重新解码代谢健康的“语言”，或许是现代人打破亚健康循环、重获生命主动权的重要一步。

# 一、胰岛素抵抗：血糖调控的“钥匙生锈”

胰岛素抵抗是身体对胰岛素的反应变差，通俗一点可以比喻为胰岛素像打开细胞大门的钥匙，抵抗就像锁孔生锈，钥匙不能顺利打开锁，血糖进不到细胞中，只能堆积在血液中，引起血糖升高、饥饿感及脂肪囤积。腹型肥胖，是导致胰岛素抵抗最主要的原因。在大多数情况下，胰岛素抵抗是没有任何特定症状的。典型胰岛素抵抗患者可能出现身体褶皱部位及颈部皮肤变黑和过度角化（黑棘皮症）、餐前低血糖等症状。

正常情况：

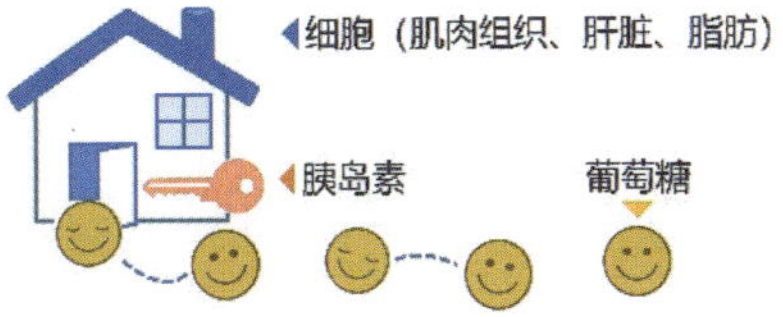


胰岛素抵抗：

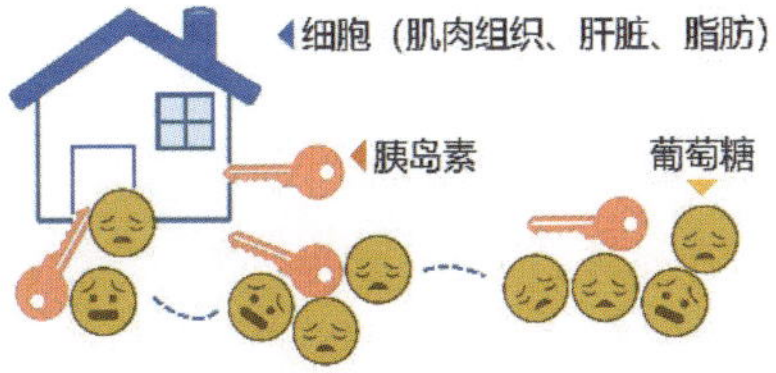


胰岛素抵抗指数（HOMA-IR）是一种通过空腹血糖和胰岛素水平评估胰岛素抵抗程度的指标，可反映机体对胰岛素的敏感性。HOMA-IR 计算公式如下：HOMA-IR = 空腹血糖（mmol/L）× 空腹胰岛素

（mU/L）/22.5。健康人 HOMA-IR 理想值应在 1.0 以内，当 HOMA-IR 大于 2.69 时提示存在胰岛素抵抗。通过计算 HOMA-IR 水平有助于筛查糖尿病，管理多囊卵巢综合征，评估非酒精性脂肪肝，还可帮助评估生活方式干预或药物治疗后的效果，以制定个性化的治疗方案。

至今仍无针对于胰岛素抵抗的有效治疗方法。改变生活方式，包括调整饮食、增强运动、减轻体重，仍然是主要的治疗方法。针对已经发展为 2 型糖尿病的患者，可以应用胰岛素增敏剂和二甲双胍改善胰岛素抵抗。

## 二、血糖：身体里的“甜蜜危机”

血糖无论过高还是过低都会直接破坏人体代谢平衡，对器官、血管和神经造成不可逆损伤。长期的高血糖可引发糖尿病及多种并发症，而血糖剧烈波动或严重低血糖也可能危及生命。

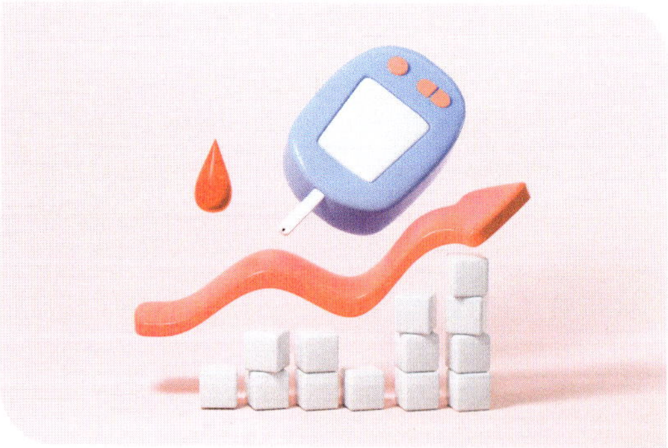

在日常生活中，需要定期监测空腹血糖和餐后血糖、糖化血红蛋白，合理饮食，减少精制糖和饱和脂肪、增加膳食纤维的摄入。适当地运动，每周 150 分钟的中等强度运动（如快走、慢跑、游泳等）。做好体重管理，将 BMI 控制在 18.5 ～ 24 kg/m$^2$，腰围男性小于 90 cm，女性小于 85 cm，远离糖代谢紊乱带来的伤害。

## 三、血脂：血液中的“油腻杀手”

血脂异常是血液中胆固醇、甘油三酯等脂类物质超标或失衡的状态，可直接损伤血管、加速动脉硬化，诱发心梗、脑梗等疾病，同时增加脂肪肝、胰腺炎等风险。它是“无声杀手”，早期症状隐匿，但危害会随病程加重。高血脂常伴随肥胖、胰岛素抵抗，是代谢综合征的核心表现之一。

早期发现并控制血脂异常，可降低 70% 以上的心脑血管事件风险，建议 20 岁以上成年人每 2 ～ 3 年测一次血脂，40 岁以上或高危人群每年检测一次。饮食调控、运动干预是防治脂代谢紊乱的基本方法，如效果不满意可以选择调脂药物，如他汀类药物是降低低密度脂蛋白胆固醇（LDL-C）的一线用药，贝特类适用于高甘油三酯血症，具体须遵医嘱用药。

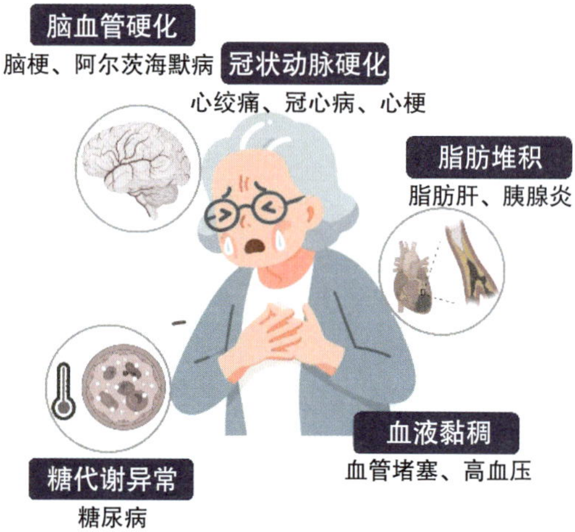


## 四、血压：沉默的“血管压力泵”

血压异常（过高或过低）会导致全身器官供血失衡，引发多种健康问题。长期高血压易损伤心、脑、肾等脏器，增加动脉硬化、心梗、脑卒中、肾衰竭风险；低血压则可能引起头晕、休克等急性症状，均须及时干预。

血压异常是“无声的杀手”，早期干预可显著降低并发症风险。建议成年人每年至少测 1 ～ 2 次血压，高危人群（如肥胖、家族史）须增加频率。饮食要限盐（每日＜5 g）、控糖、增加膳食纤维的摄入；每周 150 分钟中等强度有氧运动（如快走、游泳）；戒烟限酒，保持情绪稳定。确诊高血压后须遵医嘱用药，避免自行停药或调整剂量。

## 本节启示

你的身体不会说谎——体重、血糖、血脂、血压等，每一个指标都是代谢健康的“评分项”。管理它们不需要高科技，只需做到下以几点：

① 吃对：每餐蔬菜打底、蛋白质充足、主食控量。

② 动好：每天 30 分钟快走外加每周 2 次力量训练。

③ 测准：每年至少 1 次全面代谢检查（尤其 40 岁以上）。

通过生活方式调整结合规范治疗，多数患者能有效控制病情，避免严重并发症的发生。

# 打卡手账

# 第四章

## 体重管理：在健康与极端之间寻求平衡

# 第一节

## 警惕“越瘦越好”的误区：别让瘦成为健康的敌人

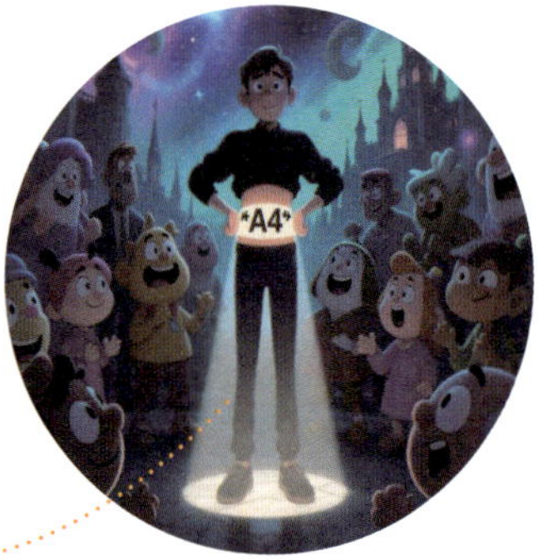


任何事情都讲究“度”，体重管理也是一样。“A4 腰”“筷子腿”“锁骨放硬币”等标签不断刷新人们对瘦的追求，然而这种过度的追求往往偏离了健康轨道。当体重过轻时，身体就像电量不足的手机，看似轻巧，实则功能受限。盲目追求“纸片人”身材可能引发一系列健康危机。今天，让我们从科学角度拆解“越瘦越好”的陷阱。

### 一、免疫系统崩溃：身体失去“防护罩”

28 岁的小美为了穿进 XS 码裙子，每天只吃水煮菜，半年后体重降到 38 kg，但她却频繁感冒。小美为什么会出现这种情况呢？科学的解释是当体脂率低于 17% 时，免疫细胞（如 T 淋巴细胞）活性下降 30%，身体对抗病毒、细菌的能力大幅减弱。

胸腺是 T 细胞成熟的重要器官，在维持机体免疫平衡中起到重要作用。当体重严重降低时，胸腺负担加重，出现提前老化和萎缩的情

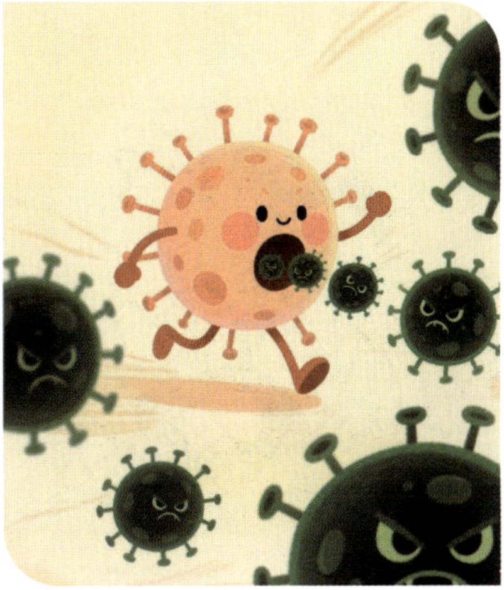

况，影响T细胞成熟，$CD4^+T$细胞数量减少，病毒、细菌等微生物乘机入侵人体。此外，体重严重降低会导致自然杀伤细胞（NK细胞）活性降低、免疫球蛋白IgG水平下降以及抗体防御功能受损，“雪上加霜”地使机体抵抗力变差，更容易受呼吸道感染的困扰，口腔溃疡和疱疹病毒感染也频繁发作，术后伤口感染的风险随之增加，伤口愈难愈合。

## 二、内分泌失调：生命节律的混乱

当体脂率低于20%时，女性会出现一些问题，如闭经、卵巢早衰，甚至绝经，增加不孕的风险。即使恢复体重，也有30%的患者面临永久不孕的风险。此外，对于男性而言，过度减肥同样不利于生殖健康。为了降低体脂而减少热量摄入时，睾酮水平也会随之降低，不仅影响性功能，还会影响精子质量。过度消瘦者睾酮水平下降超过40%，在出现性欲减退的同时也会导致肌肉流失加速，增加肌少症的风险。

## 三、骨骼变“脆”：年轻外表下的老年骨

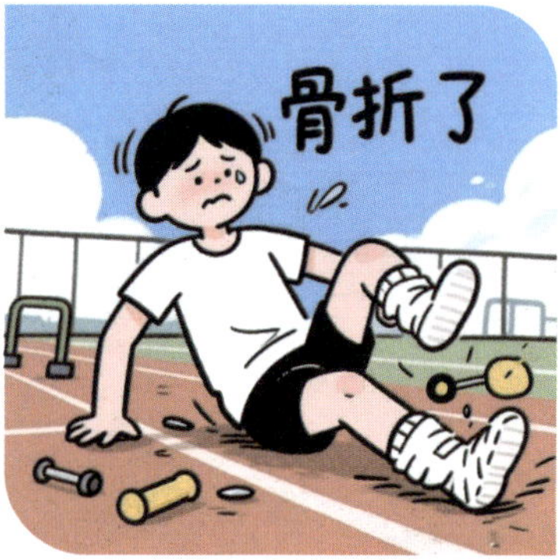


机体的脂肪和肌肉对骨骼有一种保护作用。当体重偏低时，骨密度也会降低，骨质疏松风险显著增加。如体质指数（BMI）小于 18 kg/m$^2$ 的年轻人，骨密度比正常体重者低 15%，50 岁前患骨质疏松的风险增加了 50%。骨质流失加速，随着时间的推移，可能会导致骨折，骨折不仅带来疼痛和不便，还可能限制活动能力，需要长期治疗和康复，死亡率也是同龄人的 3 倍。

## 四、器官功能异常：瘦≠健康

体重减轻时血压也会随之下降，这有利于血压高的患者，但对血压正常或是偏低的个体，就会导致心脏泵血效率降低。如 BMI 小于 18 kg/m$^2$ 的人群，心脏每搏输出量减少 15%，会有头晕、乏力、心悸等症状，长此以往，还会引起心肌细胞萎缩，心脏不可避免的出现不可逆性损害。

体重减轻对于消化系统的影响也不容忽视。当体重过低时，胃肠道的适应能力下降，胃黏膜容易受到损伤，并逐渐萎缩。此外，肠道

菌群平衡被打破，还会引发一系列消化系统疾病，如慢性胃炎、便秘以及腹泻。这些问题不仅影响生活质量，而且也可能会加重患心脏病的风险，形成一个恶性循环，摧毁人体的健康。

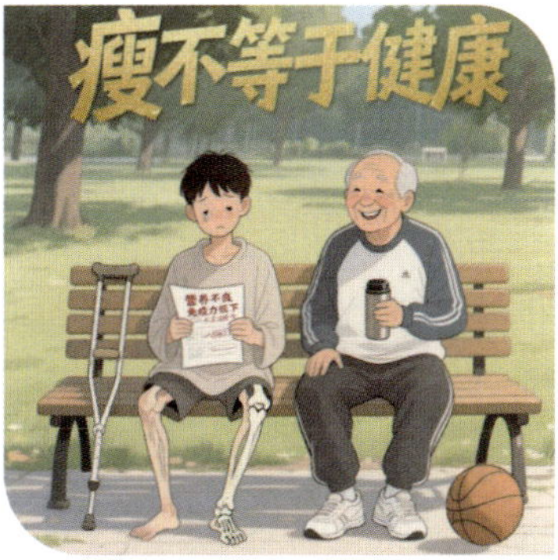


## 五、营养代谢紊乱

许多人为了追求更瘦的体型而采取极端的节食方法，这种做法往往导致严重的营养不良，尤其是铁、叶酸和维生素 B12 等微量元素的缺乏，一旦它们数量减少，就会出现贫血，影响血液携氧的能力，全身各组织脏器的功能也会受损。

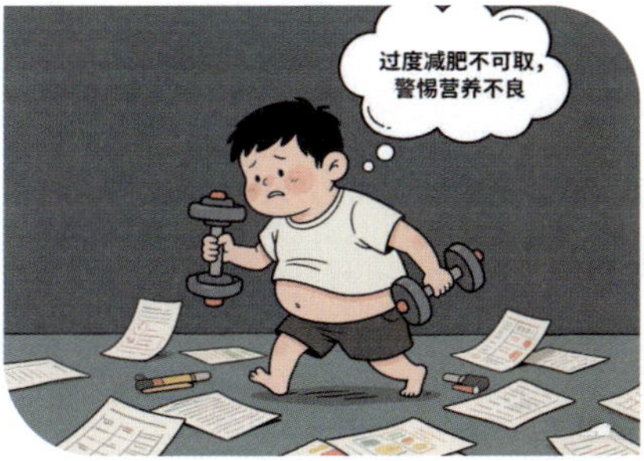


此外，由于过度追求低体重而选择长期节食，就会扰乱机体的能量和代谢系统。基础代谢率（BMR）是维持生命所必需的基本生理活动的最低代谢率，因节食而降得过低，那么身体会难以应对日常活动的需要，导致低血糖和疲劳感加剧，还可能导致营养不良。

而且，身体过于消瘦还会给大脑带来额外的负担。大脑作为人体最复杂的器官之一，不仅需要各种营养物质来维持其功能，如脂肪和葡萄糖等，还需要确保有足够的血液供应。身体过于瘦削，就无法提供大脑所需的丰富营养，导致记忆力衰退、注意力无法集中、情绪波动，甚至出现抑郁。

## 六、心理健康代价：越瘦越焦虑

当减肥的初衷被扭曲，过度的节食或暴饮暴食便可发展为厌食症与暴食症，这两种心理状态不仅对身体健康造成严重威胁，更在无形中摧毁着身心健康。

厌食症患者往往出于对体重增加的极端恐惧，通过节食、催吐、过度运动等手段刻意减轻体重。他们对自己的身体形象存在扭曲的认知，即使体重已经降至危险水平，仍坚信自己“胖”。除了会导致一系列的生理健康问题，其心理状态也是极为不稳定的，常伴有抑郁、焦虑、社交障碍等心理问题。厌食症患者的死亡率极高，其中约10%的患者最终死于自杀或因极度营养不良导致的器官衰竭。

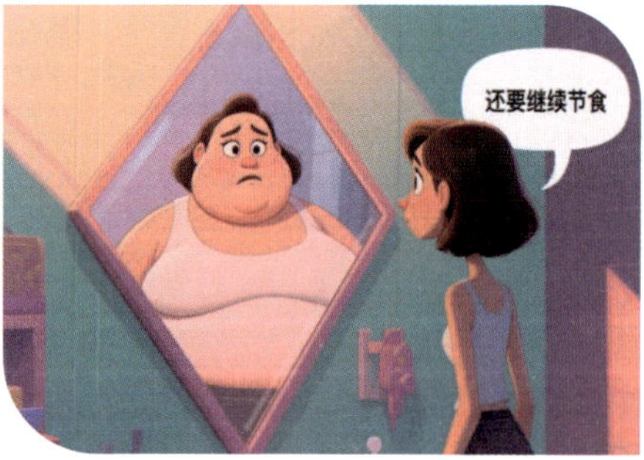

与厌食症相反，暴食症患者在短时间内会摄入大量食物，进食后感到极度的罪恶感和羞耻感。为了弥补这种负罪感，他们可能会采取催吐、过度运动等不健康的补救行为。频繁地暴饮暴食会导致胃肠功能紊乱、肥胖、糖尿病等代谢性疾病。同时，暴食症患者的心理健康也受到极大影响，他们往往陷入自责、自卑、焦虑等负面情绪中无法自拔。

## 本节启示

真正的美，是红润的面色、充沛的精力和强健的体魄。与其追求“体重不过百”，不如用科学方式打造代谢健康、肌肉紧致、充满生命力的身体。让我们摒弃那些误导人的观念，通过科学合理的方式调整体重，不仅能够达到理想的外观效果，还能享受身心的愉悦和长久的健康。记住，健康始终是我们的终极目标！

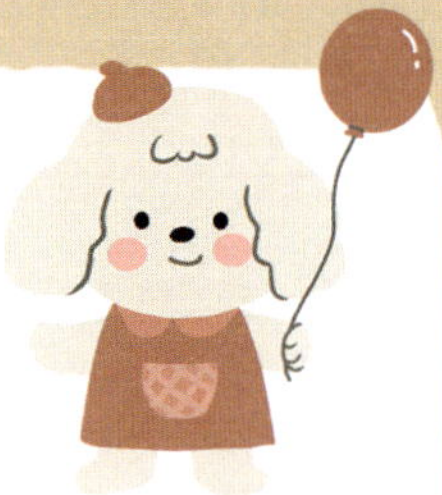

# 打卡手账

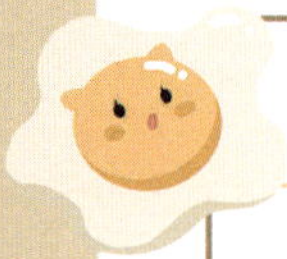

# 第二节

## 设定个性化体重目标

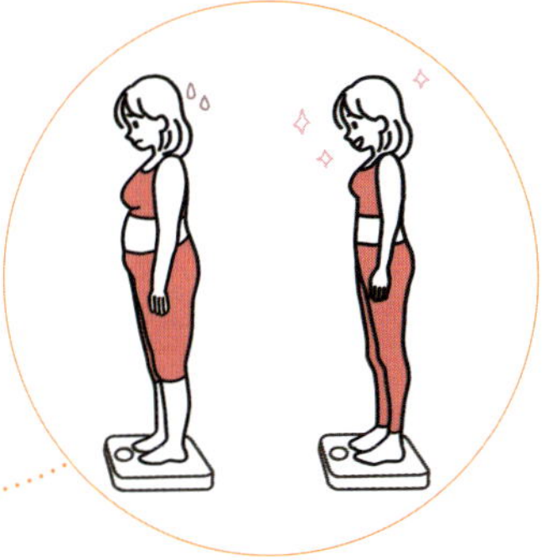

### 一、找到健康体重的“黄金区间”

你是否仅仅依靠体重秤上的数值，用“标准体重公式”或体质指数（BMI）来判断自己的胖瘦呢？你是否想过为什么相同身高、体重，有人活力充沛身体健康，而有人却面临代谢性疾病？现代医学发现，真正影响健康的不是体重数值本身，而是这个体重背后反映的代谢状态。BMI 相同的“健康体重者”，也可能存在完全不同的代谢风险，那些沿用百年的传统指标正在被现代医学所替代。这意味着，我们需要的不仅仅是统一的身高体重对照表，而是要结合血糖、血脂、血压、内脏脂肪、腰围等代谢指标，制定“最佳体重区间”，即在维持代谢健康的前提下，允许体重存在个性化的浮动空间，因为短期内的体重波动（如经期水肿、运动后脱水）并不会立即影响代谢健康。

这一方法的核心在于“代谢健康优先原则”。临床研究发现，当代谢指标中空腹血糖＞ 5.6 mmol/L、腰围（男性≥ 90 cm 或女性≥

85 cm）、甘油三酯＞ 1.7 mmol/L 这三项中符合任意一项时，即使 BMI 正常，仍需调整体重。如一位 BMI 为 24 $kg/m^2$ 的办公室白领，若已出现胰岛素抵抗，其 BMI 可能需要降至 22 $kg/m^2$；而同样 BMI 为 24 $kg/m^2$ 但代谢指标正常的健身教练，则完全不需要减重。这意味着你的“健康体重”应该既能保持基础代谢率正常（可通过体脂秤测量），又能让各项代谢指标稳定在标准范围内。

这种个性化算法打破了“一刀切”的体重标准，尤其适合四类人群：体重正常但腰围超标者（隐形肥胖）、短期内体重剧烈波动者、肌肉量显著高于常人者（如运动员）以及合并代谢综合征的肥胖患者。通过 3 ～ 6 个月的动态监测，结合血液化验和人体成分分析，每个人都能找到专属于自己的体重管理“靶区”。因此，体重数字仅仅是代谢健康的“晴雨表”，而非盲目追逐的目标。当你开始用代谢指标校准体重时，就是在用医学证据守护自己的长期健康。

## 二、个性化体重目标设定：找到属于你的“黄金平衡点”

体重管理是健康生活的重要课题，但许多人忽略了关键一点——不同年龄段的身体需求差异巨大。体重要根据年龄、性别、健康状况来量身定制。青少年忙着长高，中年人应对代谢变化，老年人面临肌肉流失……用同一套标准管理体重，可能适得其反。科学管理体重的核心在于“因龄制宜”。

## （一）青少年：营养护航成长，别让减肥耽误发育

青少年时期是骨骼生长、器官发育的黄金阶段。此时体重的核心不是“减”，而是确保生长曲线在合理范围内。因外貌焦虑盲目节食、过度控制体重，可能会造成生长激素分泌受阻；长期热量摄入不足会影响骨骼纵向生长，还可导致营养不良甚至贫血、内分泌失调等；第二性征发育延迟，脂肪组织参与性激素代谢，过度消瘦可能影响月经；大脑灰质体积在此阶段仍在增加，节食可能导致记忆力下降，大脑损伤。

科学建议：关注生长曲线，而非体重数字。通过 BMI-for-age 百分位（年龄、性别、体质指数）评估发育趋势，若数值在 5% ～ 85% 通常属于正常范围。家长可定期记录孩子的身高体重，绘制生长曲线图。

## （二）中年人的体重困境：代谢减速≠健康失控

中年发福常被戏称为“幸福肥”，但背后隐藏着代谢率下降（每十年降低 1% ～ 2%）、肌肉流失加速（每年减少 0.5% ～ 1%）的现实。若盲目追求“年轻时的体重”，反而可能损害健康。此时，体重管理应更多地关注如何保持代谢平衡，控制内脏脂肪。体重管理应聚

男孩：2～18岁

**不同年龄的体质指数（BMI）百分位图**

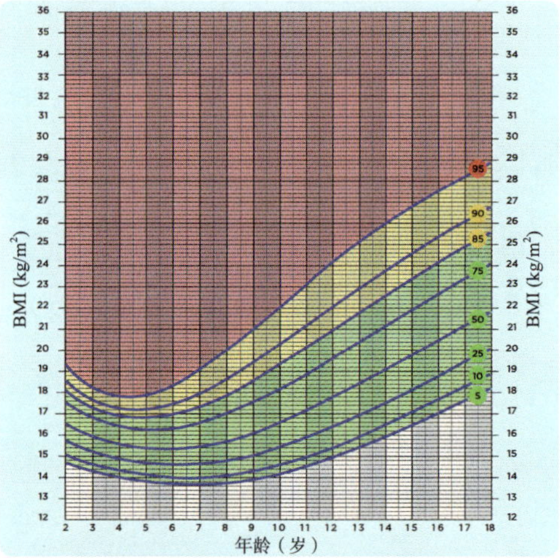


女孩：2～18岁

**不同年龄的体质指数（BMI）百分位图**

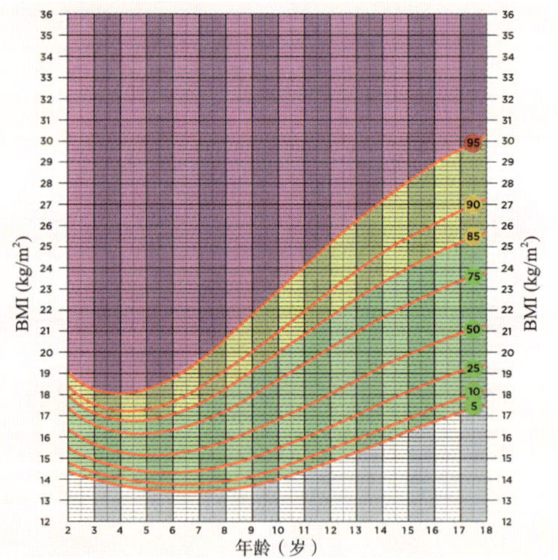

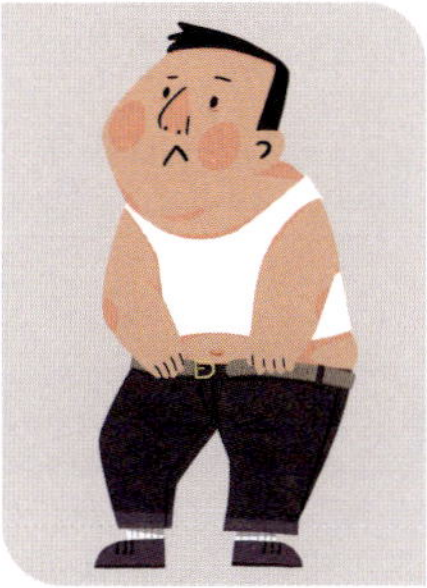

焦体成分优化而非单纯减重，通过力量训练、控制碳水化合物的摄入，既能增加肌肉量，又能帮助维持健康的代谢。应用家用体脂秤（误差约 ±3%）或者 InBody 检测，男性理想体脂率为 15% ～ 20%，女性为 25% ～ 30%；应用软尺测量腰围，腰围警戒线为男性 90 cm，女性 85 cm（超过此值，糖尿病风险增加 3 倍）。以 35 岁体重为基准，允许 ±3 kg 内波动（过度减重可能加速肌肉流失）。

## （三）老年人：维持肌肉含量比减重更重要

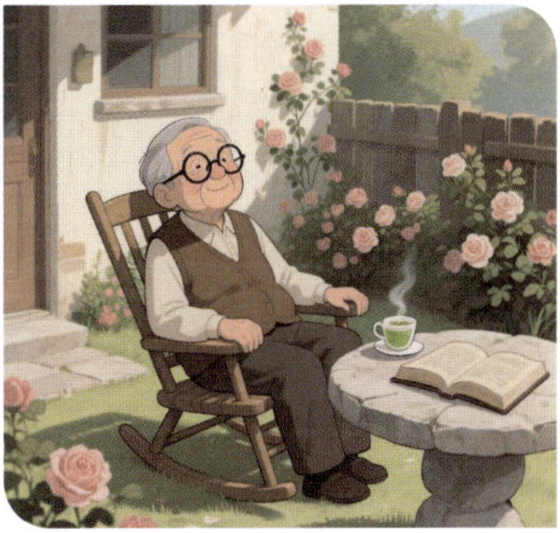

“千金难买老来瘦”是过时的观念。60 岁以后人体肌肉量以每年 1% ～ 2% 的速度流失，80 岁时可能减少 30%，这种现象称为“肌肉衰减症”。此时若盲目追求“瘦”，反而导致身体平衡能力下降，跌倒风险剧增，免疫力加速减退，感染风险增加等。

老年人要重新定义健康体重：适宜体重范围应放宽，BMI 可维持在 22 ～ 26 $kg/m^2$（较年轻人标准上限提高 2 个单位）；重点关注体成分，男性肌肉率大于 28%，女性大于 25%。

## 本节启示

健康体重并非固定不变的数字，它应该是一个随着身体状况和生活阶段调整的动态目标。不同年龄段、不同健康状况的人群，体重管理的策略也应有所不同。科学的体重管理应该关注代谢健康、肌肉量以及长期的生活质量，而不仅仅是简单的数字变化。因此，我们应该定期进行体检，关注体成分和代谢指标，并根据这些数据调整饮食和运动计划，保持一个适合自己的健康体重。

# 打卡手账

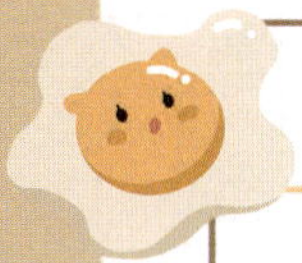

# 第三节

## 科学减重策略：阶梯式干预——找到你的健康路径

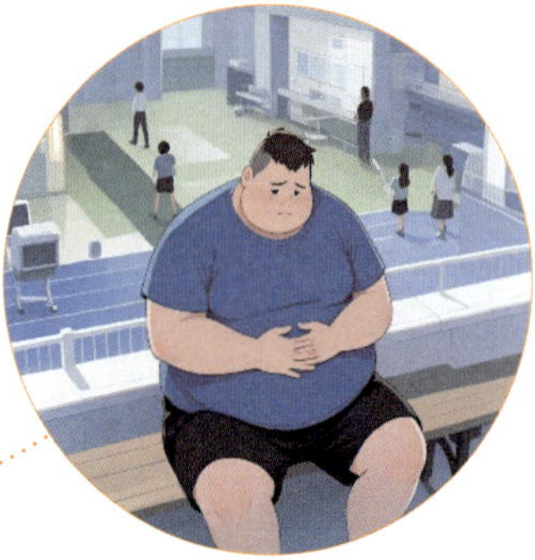

中国慢性病及其危险因素监测数据显示，按中国肥胖症诊断标准（超重：BMI 为 24～27.9 kg/m$^2$，肥胖：BMI ≥ 28 kg/m$^2$），至 2018 年，中国超重和肥胖症患病率已达 50.7%，预计 2030 年将达到 70.5%。不仅在中国，肥胖的快速增长已给全球公共卫生及临床医疗体系都带来了极大的挑战。科学减重强调基于科学证据、可持续的健康体重管理方法，遵循阶梯式策略：生活方式干预为基础，药物治疗和代谢手术为补充。下面，我们将为大家介绍科学、系统的减重策略，帮助大家安全、有效地瘦下来。

### 一、第一阶梯：生活方式调整——健康减重的基石

#### （一）限能量平衡膳食：吃饱也能瘦的秘诀

限能量平衡膳食已被《中国超重 / 肥胖医学营养治疗专家共识》等权威指南推荐，适用于所有年龄段及超重或肥胖人群，旨在保证营

养均衡的基础上，控制每日摄入的总热量。通过调整膳食结构，实现能量摄入和消耗之间的平衡。

膳食结构调整包括合理分配碳水化合物、脂肪、蛋白质的比例，适当增加膳食纤维的比例。在能量摄入方面，要在目标能量摄入基础上每日摄入减少 300 ～ 500 kcal（相当于少吃 1 碗米饭和 1 个炸鸡腿）或较推荐摄入量减少 1/3 总能量，但营养要均衡，其中碳水化合物占每日总能量的 55% ～ 60%，脂肪占每日总能量的 25% ～ 30%，提高大豆蛋白质的摄入比例或乳制品的摄入量可能有助于增强减重效果。这样既能维持基础代谢率，又可以确保身体机能不会因为能量不足而受到影响，每周可以轻松减轻 0.5 ～ 0.75 kg 的体重。

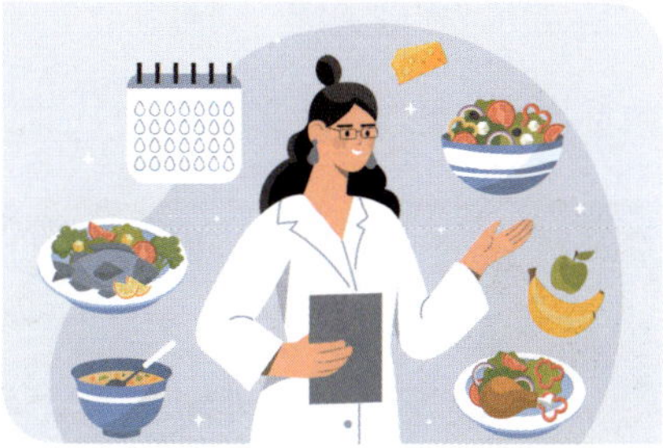

此外，适当地补充维生素 D 和钙剂有助于增强减重效果；增加富含多不饱和脂肪酸的食物摄入，适当补充海鱼或鱼油制剂，可改善动脉弹性、收缩压、心率、血甘油三酯及炎症指标等，也有助于减重；还要保证每日新鲜蔬果摄入，增加蔬菜、水果、燕麦等富含膳食纤维的食物摄入，可以提升饱腹感，有利于维持血糖稳定。

保持规律的进餐习惯，避免暴饮暴食。要警惕“健康陷阱”，如沙拉酱（1勺≈100 kcal）、果汁（糖分≈可乐）；烹饪方式优先选择清蒸、白灼，红烧、油炸绕道。请记住，一个均衡、科学的饮食计划才是成功减重的关键。通过膳食管理和营养补充，配合适当的运动，减重将变得更加容易实现，同时也能保证身体健康不受损害。

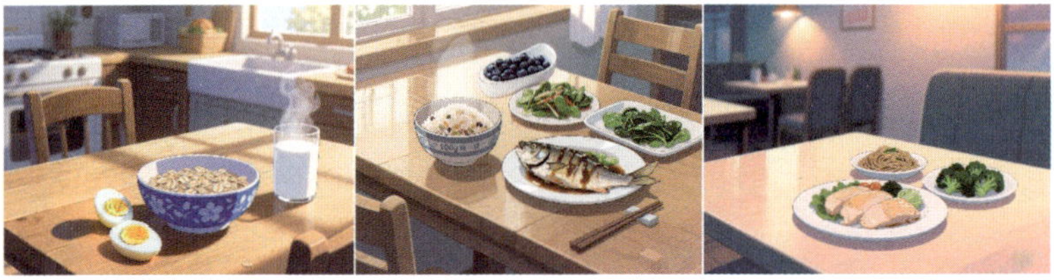

## （二）抗阻运动：增肌才是“燃脂永动机”

抗阻运动是指借助适当器械、使用合适的运动方法，通过对肌肉的力量训练，增加肌肉量，提高基础代谢率的运动，如举重、俯卧撑和仰卧起坐、卷腹、深蹲、划船、硬拉、引体向上等。这种训练方法的核心在于对人体肌肉的刺激，不仅能够增加肌纤维数量，还能显著提升新陈代谢水平。

单纯的有氧运动（如快走、跑步）虽然有助于燃烧脂肪并降低体脂，但它们往往需要持续更长的时间和更加频繁地活动才能达到减脂效果，很难长期坚持下来。而且，这些运动方式可能导致肌肉组织的逐步损失。相反，抗阻运动侧重于提高肌肉质量和力量，这意味着身

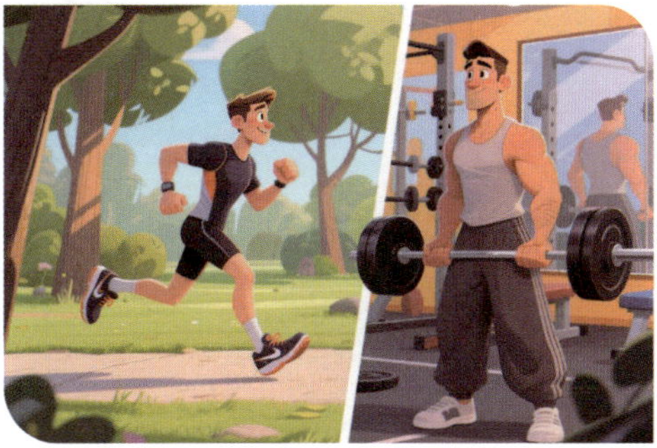

体在休息状态下也会保持较高的代谢水平，从而有效防止肌肉流失。无论是为了增强日常生活的自理能力，还是为了追求更加健美、更加匀称的身材，抗阻运动都是一个不可或缺的训练环节。有氧运动和抗阻运动的有机结合才更有利于身体的健康，帮助我们远离慢性病的困扰。

推荐方案：每周 2 ～ 3 次抗阻运动，每次 8 ～ 10 个动作（如深蹲、俯卧撑、哑铃训练），每组 8 ～ 12 次，并结合有氧运动，每周至少 150 分钟中等强度运动（如快走、游泳）。

## （三）睡眠与压力管理：被忽视的“隐形推手”

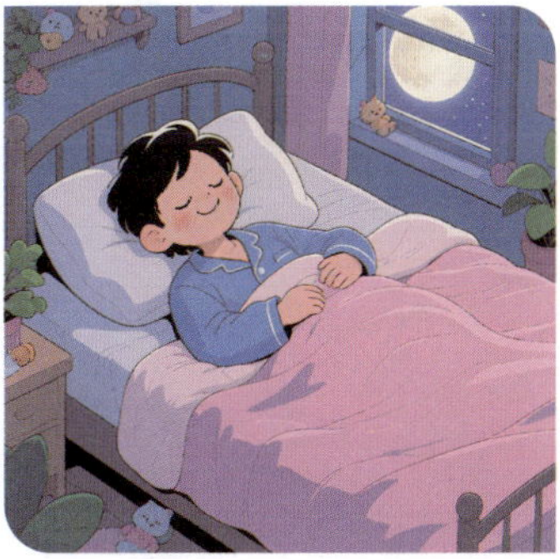

睡眠和压力管理也是不容忽视的问题，每晚需保证 7 ～ 8 小时睡眠时间（睡眠不足时，饥饿激素上升 30%），每天进行 10 分钟深呼吸（降低压力激素皮质醇，减少腹部脂肪堆积）可以达到缓解压力的效果。

改变习惯，激活身体的“自愈力”，才能科学减重。如果生活方式干预坚持3～6个月仍效果不佳，可考虑进入第二阶梯——药物治疗。

## 二、第二阶梯：药物治疗——医学助力，科学减重

2024年发布的《肥胖症诊疗指南》建议，成年人群中当 $27.5\ kg/m^2 \leq BMI < 37.5\ kg/m^2$ 或 $24\ kg/m^2 \leq BMI < 37.5\ kg/m^2$ 且合并高血糖、高血压、血脂异常等危险因素，应在医生指导下选择药物联合生活方式干预治疗。目前被批准用于成年人群减重的药物包括奥利司他、利拉鲁肽、贝那鲁肽、替尔泊肽和司美格鲁肽。其中，奥利司他是一种脂肪酶抑制剂，其余四种药物都是胰高血糖素样肽-1（GLP-1）受体激动剂，均需在医生的指导下使用。

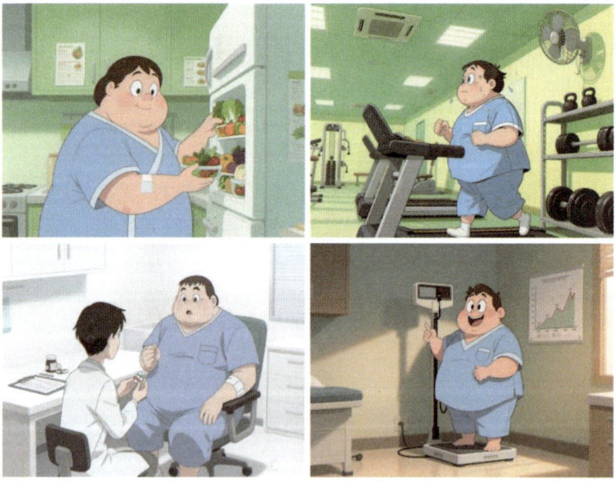

GLP-1受体激动剂除了能有效控制血糖，还可作为控制食欲的“智能开关”，通过抑制食欲、延长饱腹感，减缓胃排空，从而达到减重的效果，可平均减重10%～15%。需要注意的是，GLP-1类药物有一些禁用人群，比如患甲状腺髓样癌或有甲状腺髓样癌家族史、多发性内分泌腺瘤病2型、胰腺炎病史的人群等。另外，这类药物的常见不良反应包括胃肠道反应（恶心、呕吐、腹泻、腹痛、腹胀）和停药后体重增加等，使用时应注意根据患者的具体情况选择合适的剂型和剂量，一定要在医生指导下规范使用，并定期监测体重、血糖和不良反应。切记，药物不是捷径，而是“拐杖”，应在配合生活方式干预的基础上进行。如果治疗效果不佳，且符合外科治疗的适应症，可考虑进行代谢手术治疗。

## 三、第三阶梯：代谢手术——重塑身体的“终极武器”

代谢手术是指通过外科手术的方法，改变胃肠道的结构和功能，减少食物的摄入和吸收，改善肥胖或2型糖尿病患者的代谢状态，达到减重、减脂、减轻超重带来的各种并发症的目的，从而提高生活质量。

2024年发布的《肥胖症诊疗指南》推荐18～70周岁人群手术适应症如下：（1）BMI ≥ 32.5 $kg/m^2$，或者BMI ≥ 27.5 $kg/m^2$合并2型糖尿病；（2）BMI达到27.5 $kg/m^2$且低于32.5 $kg/m^2$，内科减重无效，或者合并肥胖症相关其他疾病，内科治疗无效。

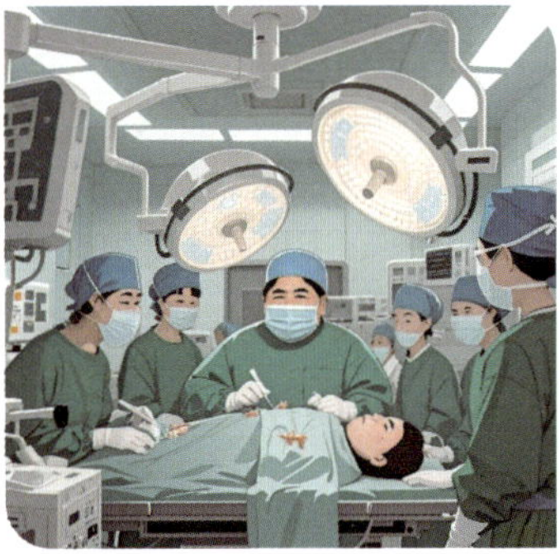

手术不是终点，而是健康新起点。代谢手术并非没有风险，手术过程中可能出现出血、感染等并发症，术后也可能出现营养不良（需补充维生素 $B_{12}$、铁、钙等）、胃肠功能紊乱等问题。因此，在决定接受代谢手术前，患者需要充分了解其适应症和风险，并在专业医生的指导下做出决策。术后也需长期随访，保持健康饮食和运动习惯，避免体重反弹。

## 四、阶梯式干预的意义：不越级，不焦虑

考虑到安全性、经济性以及可持续性，采取阶梯式干预，90% 的肥胖患者通过第一阶梯即可改善健康。生活方式干预成本最低，其次是药物干预，而代谢手术费用高昂（8 万～ 12 万元）且为有创。在减重的过程循序渐进更易坚持，避免极端减肥反弹。

在减重的过程我们要做好自测，首先计算自己的 BMI 和腰围（达标则维持，超标进入下一阶梯）；然后咨询医生评估代谢指标（血糖、血脂、肝肾功能）；最后进行多学科团队（营养科、心理科、外科）联合制定方案。

## 本节启示

减重目标不是秤上的数字，而是用科学方法赢得长久的健康。减重不是一朝一夕的事情，也不是与身体对抗，而是通过阶梯式干预，从调整生活方式、医学助力到手术重塑，找到与身体和解的智慧。每位患者都是独立的个体，因此减重策略也应因人而异。切记，不盲目追求“快速掉秤”（每周减重 0.5 ～ 1 kg 最安全），警惕“减肥神药”“一刀瘦”等虚假宣传。在减重过程中，保持积极的心态和耐心至关重要。呼吁大家一定要重视超重肥胖对健康的危害，合理饮食、适当锻炼，结合科学的减重方式才能事半功倍。

# 打卡手账

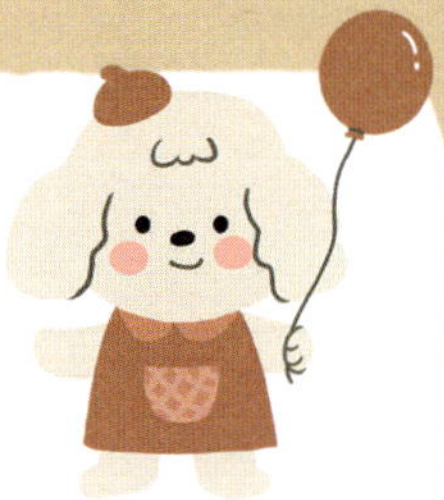

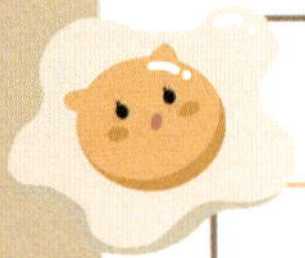

# 第五章

## 案例与行动指南

# 第一节

## 案例剖析

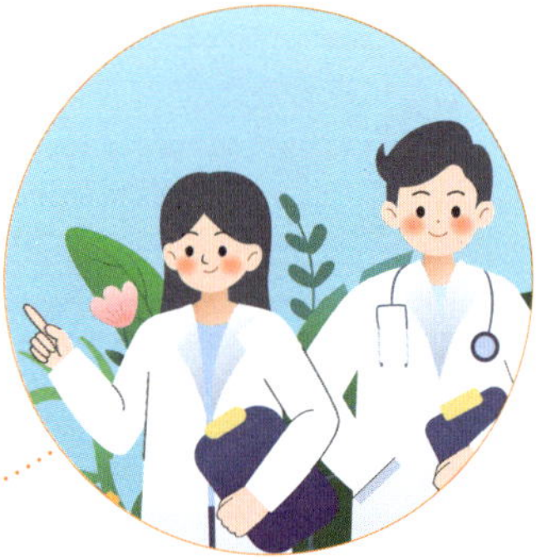

### 一、案例1：基因检测指导下的家族性肥胖管理

李小姐是一名32岁的科技公司职员，居住在繁忙的城市中。作为一名职场女性，她的生活节奏快，工作压力大，常常加班。随着时间的推移，李小姐发现自己的体重不断上升，体质指数（BMI）达到32 kg/m$^2$，属于肥胖的范畴。尽管她尝试过许多减肥方法，比如节食和参加健身房的课程，效果却总是微乎其微，这让她感到十分沮丧。

#### （一）家族背景

李小姐的家族中，肥胖和相关慢性疾病非常普遍。她的母亲因长期肥胖发展为糖尿病，父亲则因为高血压和冠心病在58岁时就开始接受心脏支架治疗。李小姐从小在家庭聚会上就经常听长辈们讲述因为肥胖而引发的各种健康问题，心中对体重的焦虑逐渐加深。她从未意识到，可能不仅仅是生活方式，还有遗传因素在影响她的身材与健康。

## （二）寻求帮助

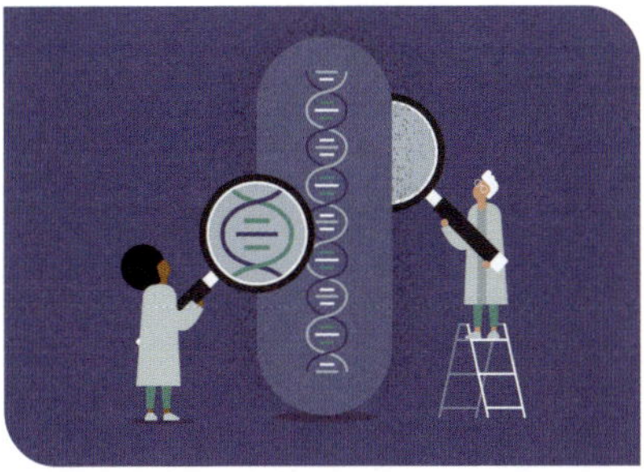

在一次例行体检中，李小姐咨询了她的医生，医生询问其家族病史时，她详细描述了母亲和父亲的健康问题，这引起了医生的高度重视。医生建议李小姐进行基因检测，以帮助她更全面地了解自己的肥胖原因，这样可以更精确地制定个性化的管理方案。

经过几周的等待，李小姐收到了基因检测的结果。检测报告显示，她体内有几种与肥胖相关的基因突变，这些突变可能导致她对食物的渴望增强、脂肪储存能力提高。这些基因包括 FTO 基因和 MC4R 基因，负责调节食欲和代谢。

## （三）制定个性化的管理方案

了解了自己身体的遗传背景后，李小姐感到了一种释然。她意识到，肥胖并非完全是自己不够努力的结果，同时也明白了基因在其中的作用。为了有效管理自己的体重，李小姐决定与医生、营养师以及心理顾问组成一个健康管理团队：

✦ 饮食管理

营养师为李小姐制订了一份符合她基因特征的饮食计划。计划强调通过均衡饮食来调节血糖并控制食欲，增加富含纤维的食物（如全谷物、豆类、蔬菜和水果）和优质蛋白质（如鱼、鸡肉和豆腐）的摄入。李小姐学习到了低升糖指数（GI）饮食，这有助于稳定血糖，减少对甜食的渴望。

✦ 运动计划

运动专家为李小姐制订了每周 150 分钟的运动计划。李小姐开始喜欢上区内的健身课程，特别是有氧运动和力量训练相结合的课程。起初她感到吃力，但随着她的坚持和团队的鼓励，逐渐找到了乐趣并养成了规律的锻炼习惯。

✦ 心理支持

心理顾问帮助李小姐树立了积极的心态，教会她如何应对压力和情绪。通过冥想和深呼吸练习，李小姐学会了放松自己，避免因为工作压力而转向无节制地摄入高热量的食物。

## （四）监测与反馈

在接下来的六个月中，李小姐积极参与自我监测，每周记录自己的体重、饮食和运动情况。这一过程虽然艰辛，但她收获了许多。每当看到体重逐渐下降时，她的信心也随之增强。她逐渐理解到，管理体重是一个长期的过程，而不是短暂的快速减重。

在这段时间里，李小姐不仅减轻了体重，BMI 也从 32 kg/m$^2$ 降至 29 kg/m$^2$。这不仅让她在衣着上感到自信，同时也显著改善了她的能量水平和心情。她开始享受生活，参与社区活动，甚至结交了新的朋友。

## 二、案例 2：多囊卵巢综合征患者通过减重 10% 恢复排卵

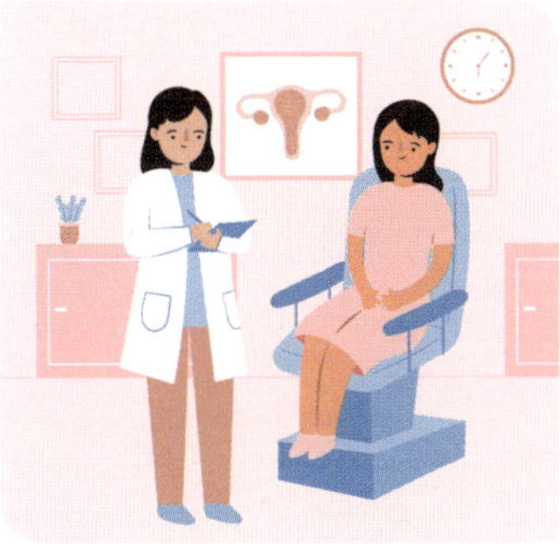

王同学是一名16岁的高一学生，3 年前出现皮肤变黑、面部痤疮，2 年前出现月经稀发并进行性体重增加的情况，后被诊断为黑棘皮症、多囊卵巢综合征、糖尿病。服用二甲双胍治疗后，月经来潮但稀发，周期 60 天左右，体重每年增加约 5 kg。这不仅影响了她的生理周期，还给她的心理和生活带来了不少负担。

### （一）诊断与症状

自被诊断为多囊卵巢综合征（PCOS）以来，王同学出现了一系列的症状，包括月经不规律、体重增加、皮肤问题（如痤疮和面部多毛）等。她曾尝试各种减肥方法来改善状况，但效果甚微，反而使得她对

自己的身体愈发失去信心。在一次就诊中，医生告诉她，调节体重和生活方式是改善 PCOS 症状和提高生育能力的关键，减重 10% 将可能对排卵和月经周期产生积极的影响，为她重新树立了信心。王同学决定停止自己过去无效的尝试，追求更加科学的管理方法。

## （二）建立支持系统

为了克服挑战，王同学决定寻求专业团队的帮助，团队由内分泌科医生、营养师和运动生理学家共同组成，他们为王同学量身定制了一套综合性的管理方案。

✦ 饮食计划的革新

营养师为王同学的 PCOS 设计了一份特别的饮食计划，具体如下：

◎ 低碳水化合物饮食：由于 PCOS 患者通常存在胰岛素抵抗，营养师建议王同学尽量减少精制碳水化合物的摄入，如白米饭和白面包，取而代之的是低升糖指数（GI）食物，包括全谷类、豆类和非淀粉类蔬菜。这种饮食方式能够帮助王同学平稳血糖水平，改善身体对胰岛素的反应。

◎ 抗炎饮食：营养师鼓励王同学增加抗炎食物的摄入，比如深色绿叶蔬菜、坚果、鱼类（特别是富含 Omega-3 脂肪酸的鱼，如三文鱼），以帮助减少体内的炎症反应，从而改善她的整体健康和 PCOS 症状。

◎ 适当的膳食补充：王同学在专业指导下开始补充维生素 D。

✦ 运动方案的多样化

为了不仅促进减重，还能提高身体的整体素质，王同学的运动计划也得到了全面优化：

◎ 有针对性的力量训练：王同学的运动教练为她设计了一套以增强核心力量和全身肌肉为目标的训练计划。力量训练能够提高基础代谢率，帮助王同学更有效地燃烧脂肪。每周王同学会参加 3 次力量训练课程，课程结合了自由重量练习和弹力带锻炼。

◎ 结合有氧运动和灵活性训练：王同学还被鼓励参加每周的有氧运动课程，如舞蹈、游泳或骑自行车，这些活动不仅帮助她燃烧热量，还能缓解压力。此外，她还利用周末的时间进行瑜伽练习，这不仅提升了身体的灵活性，还帮助她改善了心理健康状态。

## （三）成就与变化

经过 6 个月的努力，王同学的体重成功减少了 8 kg，并在下一次的体检中发现月经周期的稳定性有了显著改善。她对激素水平进行的检查显示，睾酮水平有所降低，胰岛素敏感性也有了提升。让王同学感到惊喜的是，多毛的情况也有所减轻，皮肤变得更为光滑。

## 三、案例 3：老年肌少症性肥胖的营养、运动联合干预

张奶奶是一位 63 岁的退休教师，平时生活在一个安静的小区里。作为母亲和祖母，她一直以来都非常注重家庭的健康与幸福。然而，近年来她注意到自己的身体逐渐发生变化，体重增加的同时，力量和活力却在下降。张奶奶的 BMI 达到 29 $kg/m^2$，这不仅使她处于超重的范畴，也让她感到日常活动愈加吃力。

### （一）初始症状与困扰

张奶奶的体重增加主要体现在腰部和腹部，且她开始经历关节疼痛、乏力，活动能力也有所下降。在经过身体检查后，医生告知她除了肥胖外，还面临肌少症性肥胖的问题。这意味着张奶奶虽然体重增加，但肌肉量却在减少，导致基础代谢率降低，进一步加剧了肥胖风险。

### （二）制定个性化管理方案

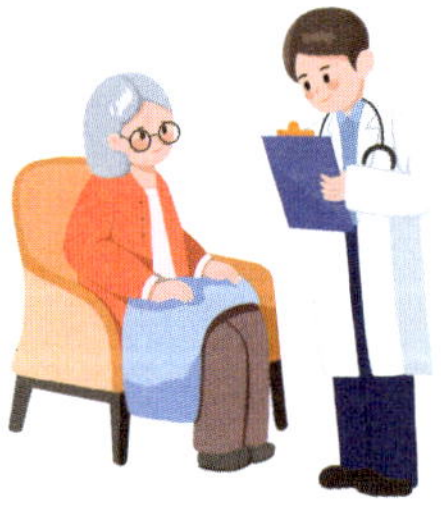

了解到自己的健康状况后，张奶奶决定到医院寻求一个综合管理方案，医生根据张奶奶的身体状况，推荐了一套简单易行的管理方案，主要集中在饮食与运动两个方面。

✦ 饮食管理

◎ 增加蛋白质摄入：在餐中增加一些优质蛋白食物，如鱼、鸡肉、豆类和乳制品，以帮助维持和增加肌肉。

◎ 均衡营养：膳食中增加全谷物（如燕麦和糙米）、新鲜蔬菜和水果，确保摄入足够的维生素和矿物质，帮助改善整体健康。

◎ 控制热量：每天的热量摄入控制在 1 500 ～ 1 800 kcal，避免进食高热量和高糖分的食物，例如甜点和油炸食品。

✦ 运动管理

◎ 力量训练：每周参加 3 次力量训练课程，主要使用轻型哑铃和自身体重进行简单训练，如深蹲和推举，帮助增强肌肉力量。

◎ 有氧运动：每周参与 2 次有氧运动，如快步走或游泳，每次持续 30 分钟，增强心肺功能，促进脂肪燃烧。

◎ 柔韧性训练：可以加入一些太极或瑜伽课程，帮助提高灵活性和平衡能力，降低受伤风险。

## （三）监测与反馈

经过 3 个月的努力，张奶奶的体重成功减轻了 8 kg，BMI 降至

26 kg/$m^2$。她的肌肉量增加，生活质量显著提高，能够轻松照顾孙子，与孙子一起玩耍，这让张奶奶感到非常快乐与放松。

## 本节启示

面对肥胖及相关健康问题，制定个性化的管理方案至关重要。这凸显了综合管理、专业指导与持续监测的重要性，提示我们健康管理必须科学、系统且长期坚持，才能取得良好效果。

# 打卡手账

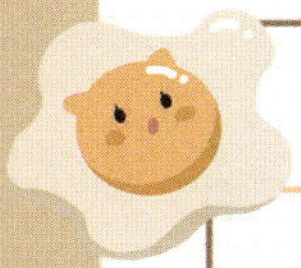

# 第二节

## 读者自我评估工具

### 一、肥胖风险自测表

#### （一）家族史与遗传因素（每项符合得 1 分）

✦ 家庭成员肥胖

父母或兄弟姐妹中有肥胖者（BMI ≥ 28 kg/$m^2$）或超重者（BMI ≥ 24 kg/$m^2$）。

✦ 家族健康史

家族中有 2 型糖尿病、高血压、高脂血症或心血管疾病史。

✦ 儿童期肥胖

家族中有儿童期肥胖或早发性代谢综合征患者。

#### （二）生活习惯（每项符合得 1 分）

✦ 饮食模式

◎ 每日蔬菜或水果摄入不足 3 份（1 份≈ 80 g）。

◎ 每周摄入≥ 3 次高糖 / 高脂肪饮食（如甜饮料、油炸食品、快餐）。

◎ 经常暴饮暴食或夜间加餐（睡前 2 小时内进食）。

✦ 运动与久坐

◎ 每周中等强度运动（如快走、游泳）不足 150 分钟。

◎ 每日久坐时间≥ 8 小时（如办公、看电视）。

✦ 睡眠与压力

◎ 平均每日睡眠时间< 6 小时或> 9 小时。

◎ 长期处于高压力状态（如工作压力、情绪焦虑）。

## （三）代谢与生理指标（每项符合得 2 分）

✦ 体重相关指标

◎ BMI ≥ 24 kg/m$^2$。

◎ 腰围超标（男性≥ 90 cm，女性≥ 85 cm，亚洲标准）。

✦ 代谢异常指标

◎ 空腹血糖≥ 5.6 mmol/L 或糖化血红蛋白（HbA1c）≥ 5.7%。

◎ 血压≥ 130/85 mmHg。

◎ 甘油三酯≥ 1.7 mmol/L 或高密度脂蛋白胆固醇（HDL-C）降低（男性< 1.0 mmol/L，女性< 1.3 mmol/L）。

## （四）其他风险因素（每项符合得1分）

✦ 女性特有风险

有多囊卵巢综合征（PCOS）或妊娠期糖尿病史。

✦ 药物使用

长期使用致胖药物（如糖皮质激素、抗抑郁药）。

✦ 吸烟情况

吸烟或戒烟后体重显著增加。

## （五）风险评估分级（总分=各项得分之和）

✦ 低风险（0～5分）

建议保持健康生活方式，每年监测体重和腰围。

✦ 中风险（6～10分）

须调整饮食和运动习惯，建议每36个月复查代谢指标。

✦ 高风险（≥11分）

可能存在代谢综合征或肥胖相关疾病，建议尽早就医干预。

## （六）注意事项

✦ 初步筛查

本表仅作初步筛查，确诊须结合临床检查（如体脂率、胰岛素抵抗评估）。

✦ 特殊人群评估

儿童 / 青少年、孕妇、老年人须采用特殊评估标准。

✦ 亚洲人群特征

亚洲人群内脏脂肪易堆积，即使 BMI 正常但腰围超标仍须警惕代谢风险。

**如何使用本表：**

用户可以根据上述各条目逐项勾选自己的情况，计算所得分数并根据分数所处范围进行相应的风险评估。此表可作为健康管理的起点，帮助识别潜在的肥胖风险并采取适当措施。建议定期进行全面的健康体检，以获取更准确的健康状况信息。希望这个自测表能对你有所帮助。

## 二、每日代谢日记模板

每日代谢日记是帮助你了解自身饮食、活动和生理情况的重要工具。通过详细记录每日的摄入和消耗，你可以识别潜在的饮食模式及其对身体健康的影响，从而帮助制订更加科学合理的健康管理计划。表 1 是每日代谢日记模板，可供参考与使用。

表 1 每日代谢日记（周记）

| 内容 | 第一天 | 第二天 | 第三天 | 第四天 | 第五天 | 第六天 | 第七天 |
|---|---|---|---|---|---|---|---|
| | 月 日 | 月 日 | 月 日 | 月 日 | 月 日 | 月 日 | 月 日 |
| 饮食情况 | 正常 | 正常 | 脂肪类食物较多，约占40% | 总能量摄入偏少 | 碳水化合物摄入偏少，约占10% | 正常 | 正常 |
| 运动情况 | 未运动 | 早餐后慢跑半小时 | 午餐后慢跑半小时 | 午餐后游泳 1 小时 | 未运动 | 晚餐后广场舞 1 小时 | 未运动 |
| 睡眠情况 | 22:00 入睡，共 7 h | 21:30 入睡，共 9 h | 23:00 入睡，共 8 h | 24:00 入睡，共 7 h | 23:00 入睡，共 8 h | 24:00 入睡，共 9 h | 22:00 入睡，共 8h |
| 身体状况 | 偶有咳嗽 | 咳嗽好转 | 咳嗽好转 | 无不适 | 无不适 | 无不适 | 无不适 |

## 本节启示

肥胖风险受家族史、生活习惯及代谢指标等多重因素影响，通过自测表可进行初步风险评估。建议记录每日代谢，系统追踪饮食和运动情况，识别不良行为模式，为科学管理提供数据支撑。

# 打卡手账

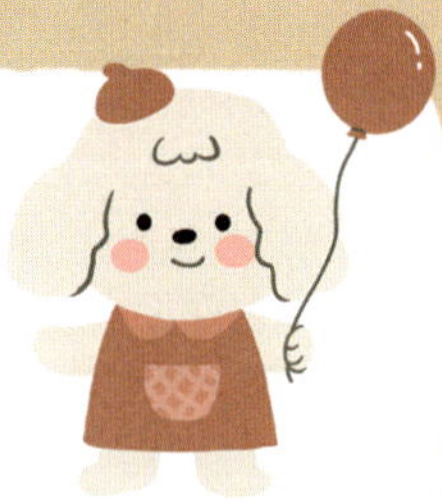

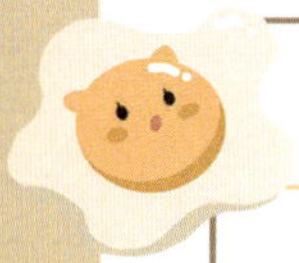

# 第三节

## 资源链接与帮助

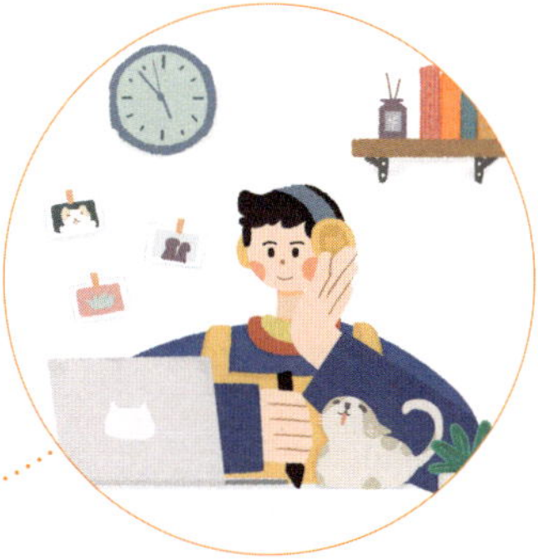

肥胖是一个多方面的问题，影响着个人的身体健康和生活质量。为帮助人们更好地管理和预防肥胖，以下是一些有用的资源和网站，以提供相关信息与支持。

## 一、政府与公共卫生组织

### （一）中国疾病预防控制中心

提供关于肥胖的流行病学研究、营养与健康信息以及健康教育资源。该网站为公众了解肥胖的风险和预防策略提供了丰富的信息。

访问链接：中国疾病预防控制中心官网。

### （二）国家卫生健康委员会

提供与健康促进相关的政策和指导，包括肥胖的防治措施。该网站包含了全国范围内的健康知识宣传和公共卫生动态。

访问链接：国家卫生健康委员会官网。

## 二、学术与医学资源

### （一）中华医学会糖尿病学分会

组织糖尿病宣教、流调、预防、治疗及科研工作。网站上可以找到关于糖尿病预防及治疗的最新研究成果。

访问链接：中华医学会糖尿病学分会官网。

### （二）中国营养学会

提供有关营养与饮食的专业指导，发布关于肥胖和营养失衡的相关文章和信息，帮助公众更好地理解健康饮食的重要性。

访问链接：中国营养学会官网。

## 三、健康应用与工具

### （一）健康中国行动

这是一个由中国国家卫生健康委员会主办的健康促进活动，提供全面的健康管理资源，包括饮食、运动和心理健康等方面的信息。

访问链接：健康中国行动官网。

### （二）好医生在线

这是一个健康咨询与医疗服务平台，用户可以获取有关肥胖的专业意见，进行在线咨询，了解相关健康知识。

访问链接：好医生在线官网。

## 四、社区与支持团体

### （一）中国老年学和老年医学学会

提供老年人健康相关的信息，包括肥胖管理，帮助老年人及其家属获取科学的健康知识和支持。在网站上可以找到关于老年人肌少症和肥胖的相关研究与指导。

访问链接：中国老年学和老年医学学会官网。

### （二）健康安全宣教网

提供各种健康知识的宣传，关注公众健康，帮助提高大众对肥胖以及相关疾病的认知和预防意识。

访问链接：健康安全宣教网官网。

### 本节启示

以上资源为肥胖风险管理提供了丰富的信息和支持。通过浏览这些网站，可以获取相关的科学知识、咨询服务以及饮食和运动指导，有助于采取有效措施应对肥胖问题。希望这些资源能够帮助你更好地理解肥胖及其影响，并为健康生活方式的实现提供支持和指导。

## 打卡手账

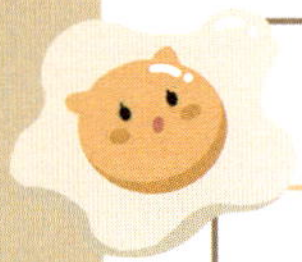

# 第六章

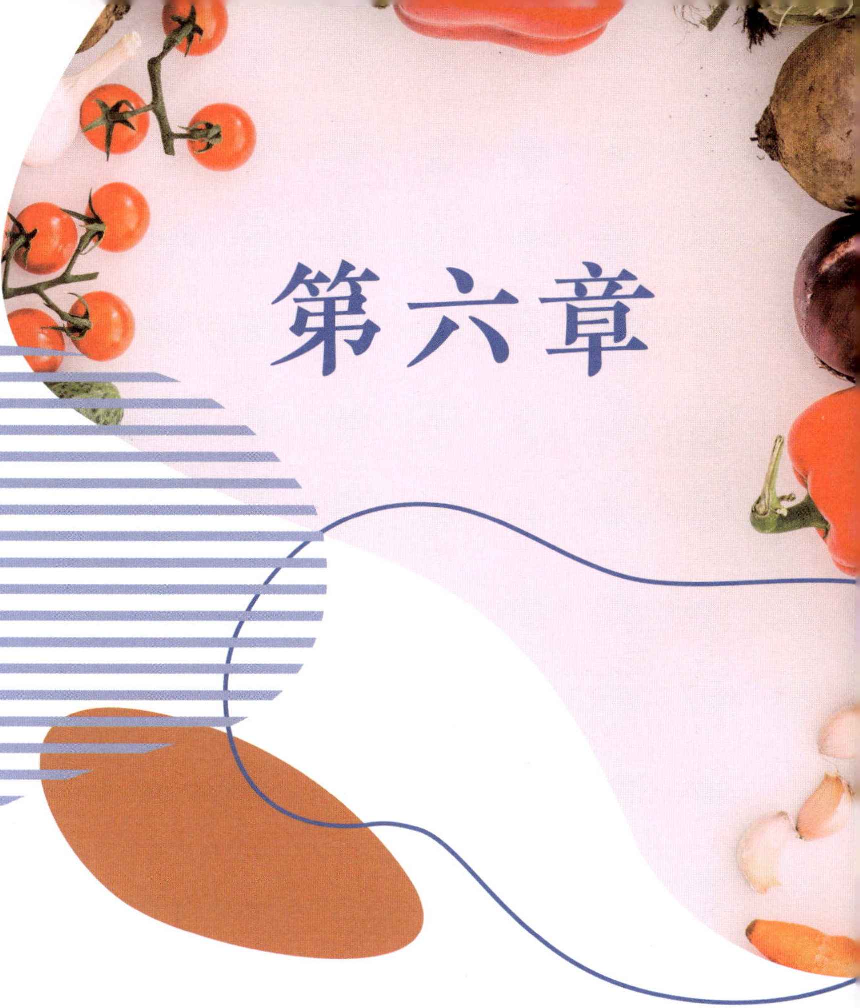

## 常见食物热量与运动

# 第一节

## 常见食物热量

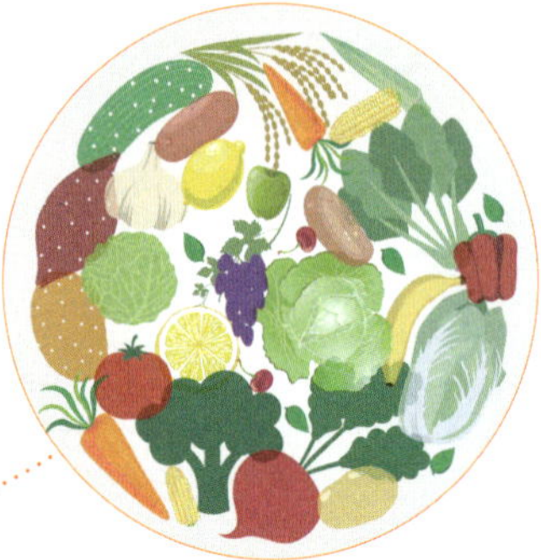

### 一、概念简介

食物热量指的是食物中碳水化合物、蛋白质、脂肪等营养素在体内氧化时释放的能量，单位为千卡（kcal）或千焦（kJ）。热量摄入与消耗的平衡直接影响体重变化，合理控制热量是健康饮食的关键。三大营养素产生的热量：1 g 脂肪≈ 9 kcal（油、坚果、肥肉）；1 g 碳水化合物≈ 4 kcal（主食、水果、糖类）；1 g 蛋白质≈ 4 kcal（肉、蛋、豆类）。

血糖生成指数（GI）是衡量食物中碳水化合物对血糖浓度影响的指标，数值范围为 0 ～ 100。低 GI（≤ 55）食物升糖慢，中 GI（56 ～ 69）食物升糖适中，高 GI（≥ 70）食物升糖快。合理选择食物有助于控糖、维持能量稳定。

血糖负荷（GL）是评估食物中碳水化合物对血糖影响的综合指标，结合血糖生成指数（GI）和实际摄入量，能更准确地反映食物对血糖的实际影响情况。其计算公式为：GL = GI × 碳水化合物含量（克）/ 100。低 GL 食物（≤ 10）对血糖影响较小，适合控糖人群；中 GL（11 ～ 19）对血糖影响适中；高 GL（≥ 20）对血糖影响较大。这种计算方式弥补了 GI 未考虑食用分量的缺陷，更科学地指导饮食。

## 二、常见食物热量、血糖生成指数（GI）和血糖负荷（GL）速查表（表 2 ～表 9）

表 2　主食类食物热量、血糖生成指数和血糖负荷速查表

| 食物 /100g | 热量 /kcal | 血糖生成指数（GI） | 血糖负荷（GL） |
|---|---|---|---|
| 白米饭（熟） | 130 | 70 | 29 |
| 馒头（小麦粉） | 223 | 85 | 40 |
| 荞麦馒头 | 228.39 | 67 | 31 |
| 糙米（熟） | 112 | 50 | 16 |
| 全麦面包 | 247 | 55 | 15 |
| 燕麦片（生） | 389 | 55 | 15 |
| 意大利面（熟） | 158 | 49 | 16 |
| 红薯 | 102 | 54 | 13.3 |
| 土豆（煮） | 77 | 62 | 10.7 |
| 米粉 | 122.88 | 54 | 14 |
| 玉米面（煮） | 350 | 68 | 53 |
| 黑米 | 341 | 80 | 57.8 |

（续表）

| 食物 /100g | 热量 /kcal | 血糖生成指数（GI） | 血糖负荷（GL） |
|---|---|---|---|
| 米线 | 356 | 70 | 57.1 |
| 面条 | 286 | 81.6 | 50.5 |
| 油条 | 388 | 74.9 | 50.5 |
| 烧饼 | 298 | 79 | 49.5 |
| 烙饼 | 259 | 79.6 | 41.4 |
| 花卷 | 214 | 88 | 40.1 |
| 粉条 | 339 | 31 | 26.1 |
| 粉丝 | 338 | 31 | 25.9 |
| 玉米 | 116 | 83.2 | 21.5 |
| 小米粥 | 46 | 61.5 | 5.2 |
| 大米粥 | 47 | 70 | 6.9 |
| 八宝粥 | 70 | 42 | 5.2 |
| 菜包子 | 223 | 39.1 | 11.2 |
| 肉包子 | 227 | 39.1 | 11.2 |
| 小笼包 | 219 | 39.1 | 10.1 |
| 饺子 | 253 | 28 | 8.7 |
| 薄煎饼 | 378.82 | 52 | 24 |

表3　水果类食物热量、血糖生成指数和血糖负荷速查表

| 食物 /100g | 热量 /kcal | 血糖生成指数（GI） | 血糖负荷（GL） |
|---|---|---|---|
| 苹果 | 52 | 36 | 5 |
| 香蕉 | 89 | 48 | 11 |
| 西瓜 | 30 | 72 | 4 |
| 葡萄干 | 299 | 64 | 28 |
| 牛油果 | 160 | 15 | 2 |
| 橙子 | 47 | 43 | 5 |
| 草莓 | 32 | 40 | 2 |
| 蓝莓 | 57 | 34 | 5 |
| 百香果 | 97 | 17 | 2 |
| 菠萝蜜 | 105 | 79 | 19 |
| 哈密瓜 | 34 | 70 | 4 |
| 砂糖桔 | 45 | 43 | 4 |
| 山竹 | 72 | 67 | 12 |
| 椰枣 | 282 | 47 | 24 |
| 荔枝 | 66 | 72 | 12 |
| 柚子 | 42 | 25 | 2 |
| 西梅 | 42 | 29 | 3 |
| 圣女果 | 25 | 30 | 2 |

（续表）

| 食物 /100g | 热量 /kcal | 血糖生成指数（GI） | 血糖负荷（GL） |
| --- | --- | --- | --- |
| 桑葚 | 57 | 25 | 4 |
| 枇杷 | 41 | 37 | 3 |
| 菠萝 | 44 | 66 | 7 |
| 山楂 | 102 | 50 | 13 |
| 香瓜 | 26 | 56 | 3 |
| 葡萄 | 45 | 43 | 4 |
| 芭蕉 | 115 | 53 | 15 |
| 油桃 | 44 | 43 | 5 |
| 柠檬 | 37 | 34 | 2 |
| 杨梅 | 30 | 22 | 2 |
| 黄桃 | 56 | 42 | 6 |
| 杨桃 | 31 | 42 | 3 |
| 覆盆子 | 52 | 32 | 4 |
| 杏 | 38 | 57 | 5.2 |
| 李子 | 38 | 24 | 2.1 |

**表 4　速食类食物热量、血糖生成指数和血糖负荷速查表**

| 食物 /100g | 热量 /kcal | 血糖生成指数（GI） | 血糖负荷（GL） |
| --- | --- | --- | --- |
| 苏打饼干 | 408 | 72 | 54.9 |
| 蛋糕 | 348 | 80 | 53.7 |
| 面包 | 313 | 87.9 | 51.5 |

（续表）

| 食物 /100g | 热量 /kcal | 血糖生成指数（GI） | 血糖负荷（GL） |
| --- | --- | --- | --- |
| 饼干 | 435 | 70 | 50.2 |
| 麻花 | 527 | 80 | 42.7 |
| 汤圆 | 311 | 87 | 38.5 |
| 粽子 | 278 | 87 | 35.5 |
| 炒年糕 | 154 | 87 | 30.2 |
| 薯片 | 615 | 60.3 | 25.3 |
| 凉面 | 167 | 55 | 18.3 |
| 热干面 | 153 | 55 | 16 |
| 汉堡包 | 261 | 61 | 19 |
| 寿司 | 139.62 | 53 | 9 |
| 比萨饼 | 225 | 60 | 20 |
| 燕麦锅巴 | 531 | 66 | 40 |
| 牛角面包 | 378 | 67 | 37 |
| 春卷 | 465 | 50 | 17 |

**表 5　豆制品类食物热量、血糖生成指数和血糖负荷速查表**

| 食物 /100g | 热量 /kcal | 血糖生成指数（GI） | 血糖负荷（GL） |
| --- | --- | --- | --- |
| 豆腐花 | 401 | 50 | 42.2 |
| 扁豆 | 339 | 38 | 23.5 |
| 黄豆 | 390 | 50 | 17.1 |
| 绿豆 | 329 | 27.2 | 16.9 |

（续表）

| 食物 /100g | 热量 /kcal | 血糖生成指数（GI） | 血糖负荷（GL） |
|---|---|---|---|
| 红腐乳 | 151 | 50 | 3.8 |
| 豆腐干 | 142 | 23.7 | 2.7 |
| 豆腐 | 82 | 50 | 2.1 |
| 豆奶 | 30 | 50 | 0.9 |
| 豆浆 | 16 | 50 | 0.55 |
| 豌豆 | 111 | 42 | 9 |
| 绿豆芽 | 16 | 25 | 1 |
| 毛豆 | 131 | 30 | 3 |
| 冻豆腐 | 130.9 | 22 | 1 |

**表 6　糖类食物热量、血糖生成指数和血糖负荷速查表**

| 食物 /100g | 热量 /kcal | 血糖生成指数（GI） | 血糖负荷（GL） |
|---|---|---|---|
| 葡萄糖 | 400 | 100 | 100 |
| 麦芽糖 | 331 | 105 | 86.1 |
| 绵白糖 | 396 | 83.8 | 82.9 |
| 方糖 | 400 | 83 | 82.9 |
| 冰糖 | 397 | 83 | 82.4 |
| 红糖 | 389 | 83 | 80.2 |
| 奶糖 | 407 | 70 | 59.1 |
| 蜂蜜 | 321 | 73 | 55.2 |
| 酥糖 | 444 | 70 | 52.9 |

（续表）

| 食物 /100g | 热量 /kcal | 血糖生成指数（GI） | 血糖负荷（GL） |
|---|---|---|---|
| 巧克力 | 589 | 49 | 26.2 |
| 木糖醇 | 261 | 7 | 7 |
| 生姜糖 | 76 | 10 | 8 |
| 薄荷糖 | 382 | 70 | 21 |

**表 7　蔬菜类食物热量、血糖生成指数和血糖负荷速查表**

| 食物 /100g | 热量 /kcal | 血糖生成指数（GI） | 血糖负荷（GL） |
|---|---|---|---|
| 木薯 | 119 | 93 | 26 |
| 黄瓜 | 16 | 15 | 1 |
| 冬瓜 | 10 | 11 | 1 |
| 银耳 | 261 | 13 | 9 |
| 西葫芦 | 19 | 15 | 1 |
| 洋葱 | 40 | 11 | 1 |
| 南瓜 | 23 | 75 | 4 |
| 大白菜 | 20 | 23 | 1 |
| 西红柿 | 21.7 | 15 | 1 |
| 紫甘蓝 | 27 | 15 | 1 |
| 韭菜 | 25 | 26 | 1 |
| 香菜 | 33 | 32 | 2 |
| 蘑菇 | 28.5 | 24 | 1 |
| 海带 | 14.3 | 17 | 1 |

（续表）

| 食物 /100g | 热量 /kcal | 血糖生成指数（GI） | 血糖负荷（GL） |
|---|---|---|---|
| 菠菜 | 31.5 | 15 | 1 |
| 金针菇 | 32 | 29 | 2 |
| 包菜 | 24 | 23 | 1 |
| 香菇 | 26 | 28 | 1 |
| 生菜 | 15.79 | 15 | 1 |
| 莲藕 | 47 | 45 | 5 |
| 红甜椒 | 27.7 | 15 | 1 |
| 茄子 | 23 | 15 | 1 |
| 苦瓜 | 22 | 24 | 1 |
| 紫菜干 | 250 | 17 | 8 |
| 菜花 | 29 | 15 | 1 |
| 青椒 | 22 | 15 | 1 |
| 空心菜 | 19 | 17 | 1 |
| 木耳 | 265 | 26 | 17 |
| 小白菜 | 14 | 23 | 1 |
| 芹菜 | 13 | 15 | 1 |
| 生姜 | 46 | 15 | 2 |
| 莴笋 | 15 | 15 | 1 |
| 海苔 | 269.6 | 16 | 8 |
| 裙带菜 | 45 | 4 | 1 |

（续表）

| 食物 /100g | 热量 /kcal | 血糖生成指数（GI） | 血糖负荷（GL） |
|---|---|---|---|
| 白萝卜 | 16 | 26 | 1 |
| 大蒜 | 128 | 30 | 8 |
| 茼蒿 | 24 | 25 | 1 |
| 香葱 | 28 | 45 | 3 |
| 马铃薯 | 77 | 62 | 10.7 |
| 西兰花 | 34 | 25 | 2 |

**表 8　蛋白质类食物热量、血糖生成指数和血糖负荷速查表**

| 食物 /100g | 热量 /kcal | 血糖生成指数（GI） | 血糖负荷（GL） |
|---|---|---|---|
| 鸡胸肉 | 165 | — | — |
| 瘦牛肉 | 250 | — | — |
| 鸡蛋 | 143 | — | — |
| 腊肠 | 508 | 48 | 5 |
| 鱼丸 | 107 | 52 | 7 |
| 排骨 | 164.2 | 46 | 1 |
| 烤猪肉 | 153.26 | 51 | 1 |
| 皮蛋 | 189 | 30 | 1 |
| 酸奶 | 70 | 48 | 5 |
| 豆腐 | 76 | 15 | 1 |

表 9　零食与饮品类食物热量、血糖生成指数和血糖负荷速查表

| 食物 /100g | 热量 /kcal | 血糖生成指数（GI） | 血糖负荷（GL） |
| --- | --- | --- | --- |
| 黑巧克力 | 598 | 49 | 26 |
| 薯片 | 547 | 56 | 12 |
| 可乐（含糖） | 42 | 63 | 16 |
| 坚果（混合） | 600 | — | — |
| 原味酸奶 | 59 | 35 | 3 |
| 爆米花（无糖） | 387 | 65 | 7 |
| 饼干 | 480 | 70 | 50 |
| 冰淇淋 | 127 | 50 | 8.7 |
| 水 | 0 | — | — |
| 绿茶 | 1 | — | — |
| 牛奶 | 64 | 27 | 3 |
| 蔓越莓汁 | 250 | 68 | 24 |
| 橙汁 | 250 | 50 | 12 |
| 苹果汁 | 250 | 41 | 12 |
| 番茄汁 | 250 | 38 | 4 |

## 三、饮食策略建议

### （一）减重、控糖兼顾

✦ 低热量、低 GI/GL：西兰花、苹果、豆腐、鸡蛋。

✦ 警惕高热量、低 GI 食物：牛油果（热量为 160 kcal/100 g）、坚果（如花生 GI 为 13，热量为 567 kcal）。

## （二）高 GI 食物的取舍

✦ 西瓜（高 GI、低 GL）：低热量可少量吃，但避免榨汁（浓缩糖分）。

✦ 白米饭（高 GI、高 GL）：搭配蔬菜和蛋白质（如鸡肉）降低升糖速度。

## （三）高 GL 食物严格限量

巧克力、葡萄干，单次摄入不超过 50 g。

## 本节启示

合理控制食物的热量摄入以及关注食物的血糖生成指数（GI）和血糖负荷（GL），对于构建健康饮食模式而言至关重要。这不仅关乎体重管理，更直接影响着身体的整体健康状态。科学饮食并非随意选择，而是需要精打细算。只有如此，我们才能在享受美食的同时，维护良好的体态与健康的体魄，让饮食成为滋养身心的源泉。

打卡手账

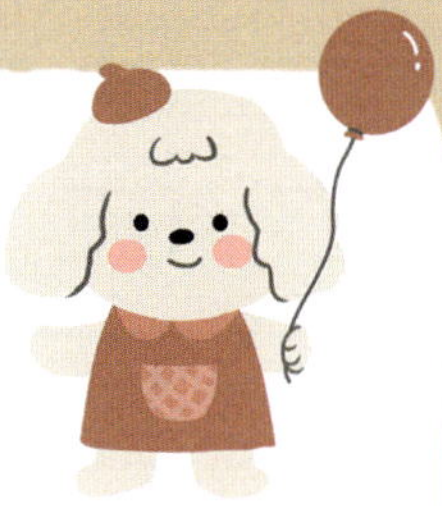

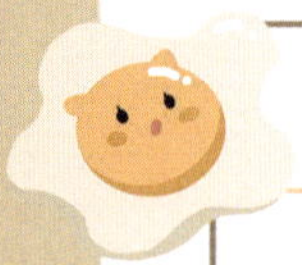

# 第二节

## 运动

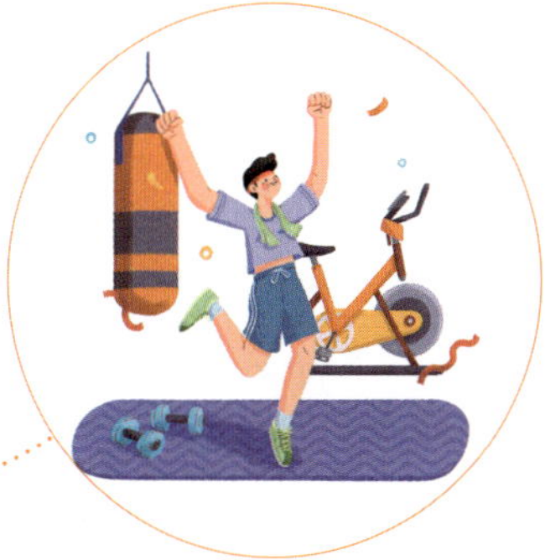

### 一、家庭运动方案

10 分钟高强度间歇训练（HIIT）是一种短时间内交替进行高强度运动和低强度恢复的训练方式。

✦ 适合人群

18 ～ 45 岁，有一定运动基础，心肺功能良好，且无基础疾病（心脏病、高血压、糖尿病、关节损伤、慢性疼痛）的人群。

✦ 禁忌人群

老年人群（尤其 65 岁以上）、BMI ≥ 28 kg/m$^2$、心血管疾病患者、关节损伤或慢性疼痛者、孕妇或产后恢复期女性、长期久坐或运动新手。

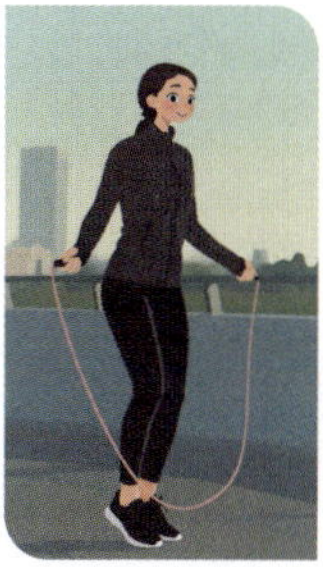

✦ 训练过程

◎ 热身（2 分钟）

原地跑步或跳绳，活动全身关节，提高心率。

◎ 训练（6 分钟）

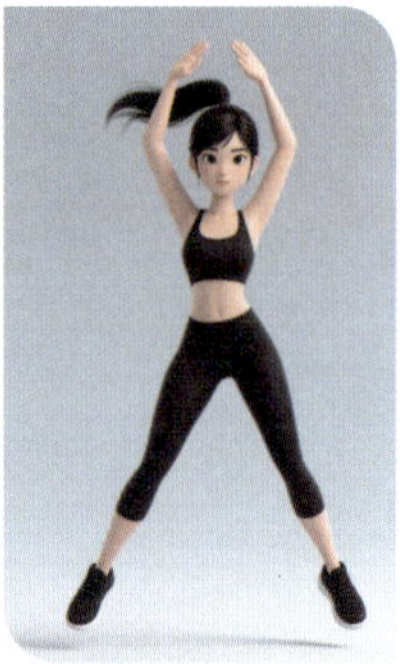

✓ 动作 1：开合跳（30 秒）

站立，双脚并拢，手臂自然下垂。

跳跃时双脚分开，手臂上举过头顶。

落地时双脚并拢，手臂放回身体两侧。

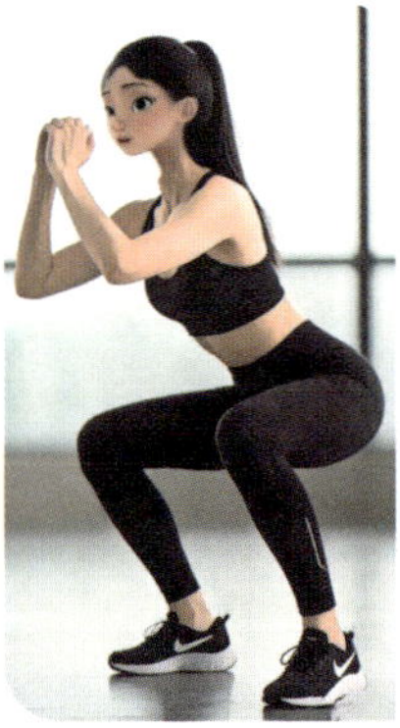

✓ 动作 2：深蹲跳（30 秒）

站立，双脚与肩同宽，手臂自然下垂。

下蹲至大腿与地面平行，手臂向后摆动。

用力跳起，手臂上举过头顶。

落地时缓冲，回到起始姿势。

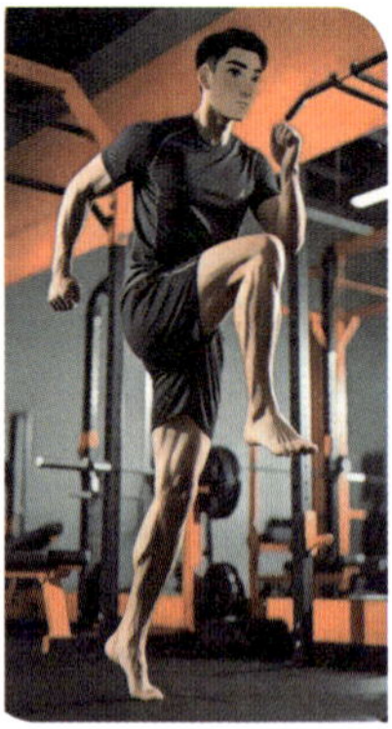

✓ 动作 3：高抬腿（30 秒）

站立，保持上身挺直。

快速交替抬高双腿，膝盖尽量靠近胸部。

手臂配合摆动，保持节奏。

✓ 动作 4：波比跳（30 秒）

从站立开始，下蹲，双手撑地。

双腿后撤成俯卧撑姿势。

完成一个俯卧撑，双腿收回至下蹲姿势。

跳起，手臂上举过头顶。

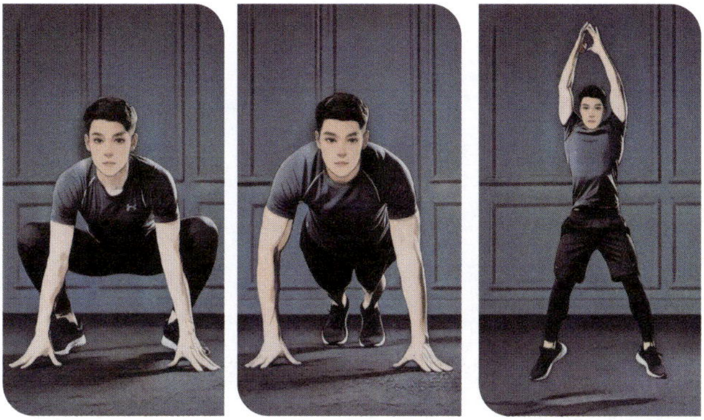

✓ 动作 5：登山者（30 秒）

从俯卧撑姿势开始，双手撑地，身体呈一条直线。

快速交替屈膝，膝盖向胸部靠近，仿佛在攀登山峰。

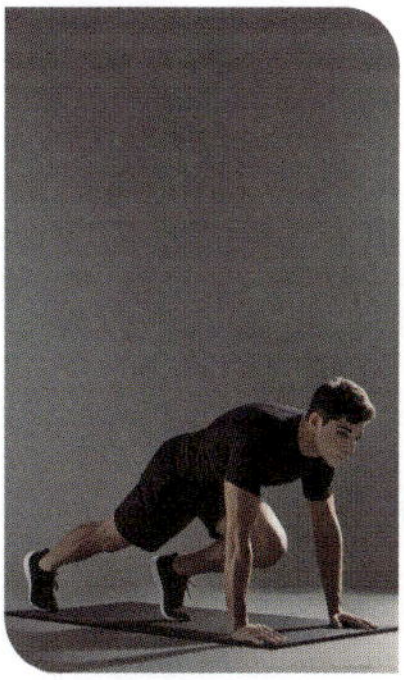

✓ 动作 6：平板支撑（30 秒）

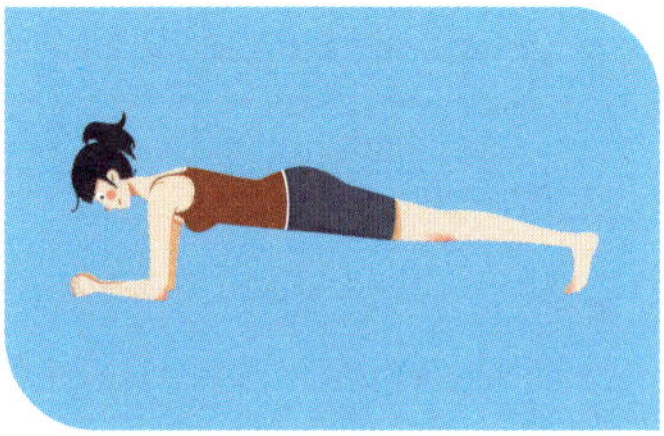

俯卧，手肘弯曲，前臂撑地，双腿伸直，脚尖撑地。保持身体从头部到脚后跟呈一条直线。

核心收紧，避免臀部下沉或抬起过高。

◎ 休息（2 分钟）

进行轻松的走动或深呼吸，帮助心率逐渐恢复。

**注意事项**

循序渐进：初学者可根据自身情况适当降低动作强度或延长休息时间。

保持正确姿势：确保每个动作都使用正确的姿势，避免受伤。

适度训练：每周进行 2 ～ 3 次 HIIT，给身体足够的恢复时间。

咨询医生：有慢性疾病或特殊情况的人群，应在开始训练前咨询医生。

通过坚持 10 分钟 HIIT，可以在短时间内获得高效的锻炼效果，提升整体健康水平。

# 二、 办公室微运动指南

## （一）颈部放松——下巴画“米”字，告别“低头族”僵硬

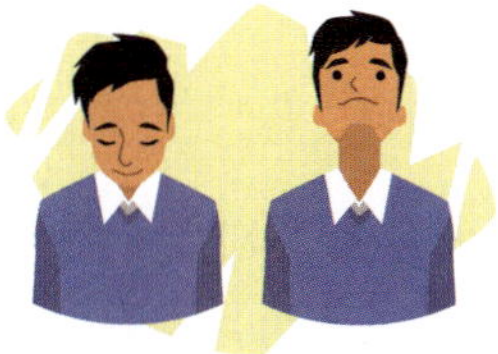

动作：坐姿端正，缓慢用下巴在空中写“米”字（前、后、左、右及斜向拉伸），每个方向保持 2 秒，重复 3 ～ 5 次。

好处：缓解颈椎僵硬，改善血液循环。

## （二）靠墙站立拉伸

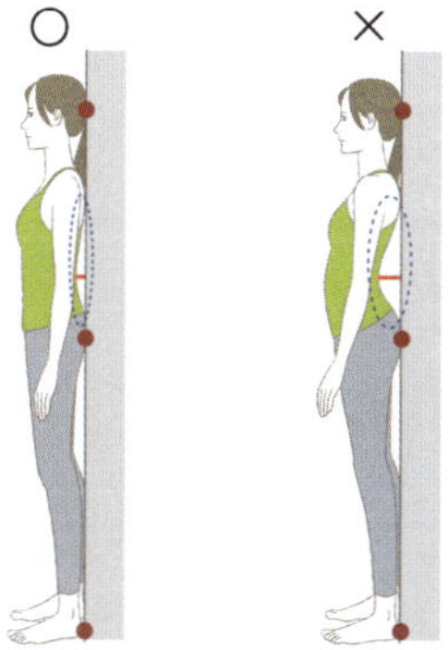


动作：起身靠墙站立，后脑勺、肩胛骨、臀部贴墙，双手自然下垂，下巴微收，眼睛平视，保持 30 秒。

好处：矫正含胸驼背，预防颈椎前倾。

## （三）肩背舒展——对抗久坐圆肩

✦ 扩胸运动

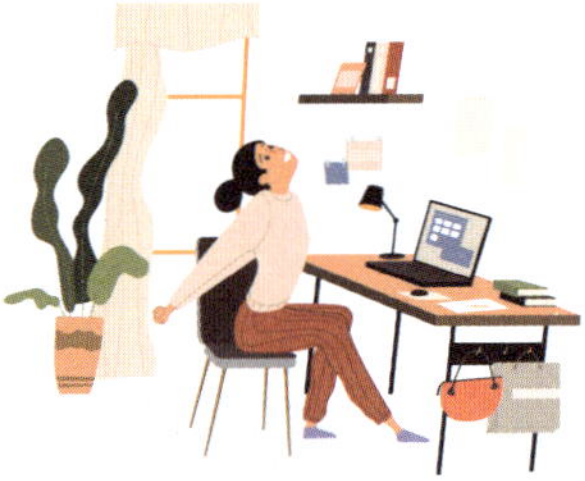

动作：双手在背后交叉，掌心相贴，缓慢向上抬起至肩膀打开，胸部前挺，保持 10 秒，重复 5 次。

好处：拉伸胸部肌肉，改善肩背紧张。

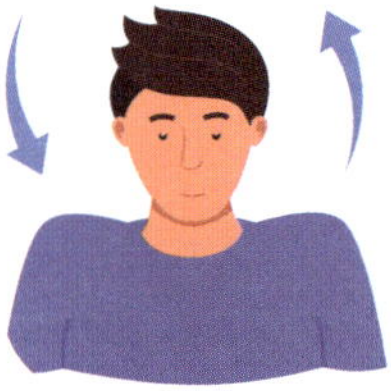

✦ 耸肩放松

双肩向上提到耳朵高度，保持 3 秒后快速下沉，重复 10 次。

技巧：配合深呼吸（耸肩吸气，下沉呼气）。

✦ 肩部画圈

双肩向前缓慢画小圈 10 次，再向后画圈 10 次。

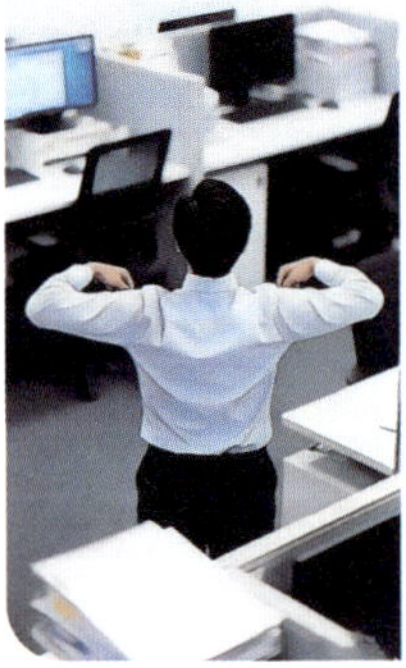

注意：动作幅度小，避免用力过猛。

## （四）腰部激活——预防腰肌劳损

✦ 坐姿猫式伸展

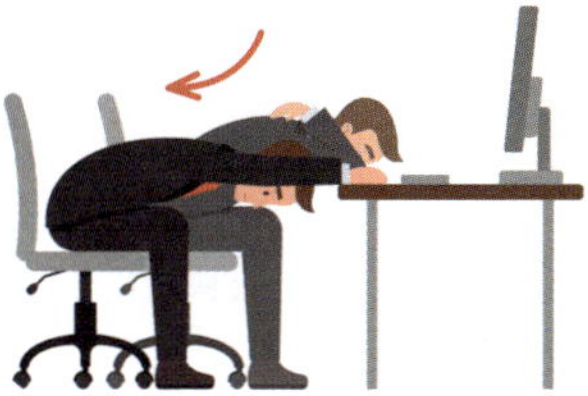

动作：双手撑桌，背部弓起（像猫咪伸懒腰），低头含胸，再塌腰抬头，眼睛看天花板，重复 5～8 次。

好处：增强腰部灵活性，缓解久坐僵硬。

✦ 坐姿扭转

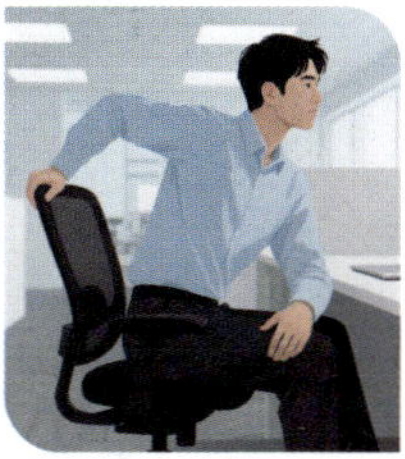

坐直，左手扶右膝，右手扶椅背，缓慢向右后方扭转上半身，保持 5 秒后换边。

注意：骨盆保持不动，仅扭转胸椎。

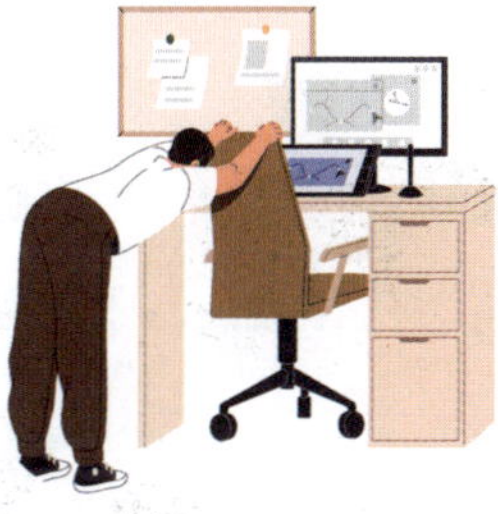

✦ 椅背拉伸

双手扶椅背，身体前倾，背部下压，感受肩胛骨拉伸，保持 10 秒。

好处：改善圆肩驼背，锻炼核心和下肢，减轻腰部压力。

## （五）手部 & 腕部——缓解鼠标手 / 键盘指

✦ 手腕绕环

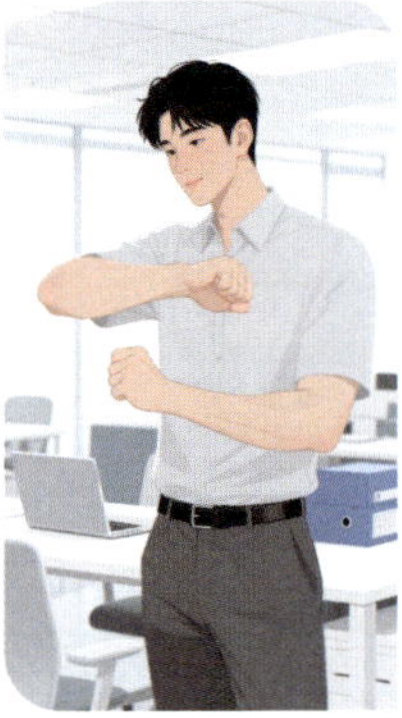

动作：双手握拳，沿顺时针、逆时针方向各绕环 10 圈，再张开手掌，手指用力伸展，重复 3 次。

好处：预防腕管综合征，放松手指肌肉。

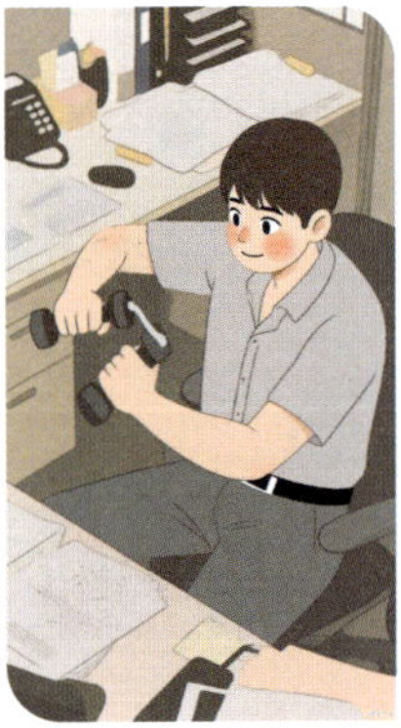

✦ 握力训练

动作：用握力器（或矿泉水瓶替代），用力握紧后放松，每组 15 次，每天 2 ～ 3 组。

好处：增强手部力量，改善打字或握鼠标时的疲劳。

✦ 手指伸展

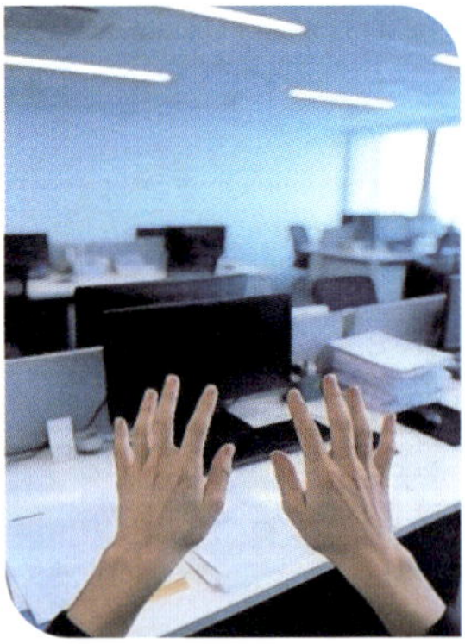

双手用力张开到最大，保持 3 秒后握拳，重复 10 次。

好处：预防鼠标手，促进血液循环。

## （六）下肢激活

✦ 坐姿抬腿

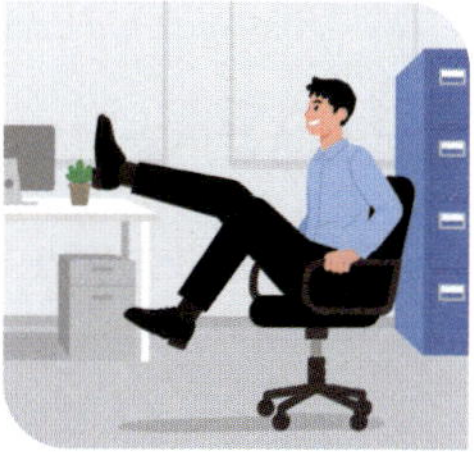

双腿并拢伸直，脚尖回勾，保持 5 秒后放下，重复 10 次。

升级版：单腿交替抬起，模拟“空中蹬车”。

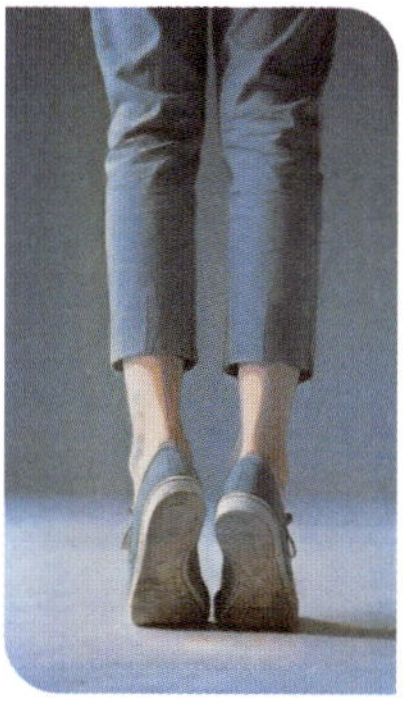

✦ 踮脚尖

双脚平放地面，后脚跟抬起至极限，保持 3 秒后落下，重复 15 次。

好处：锻炼小腿肌肉，促进血液循环。

## （七）全身活动——久坐救星，随时可做

✦ 简易平板支撑

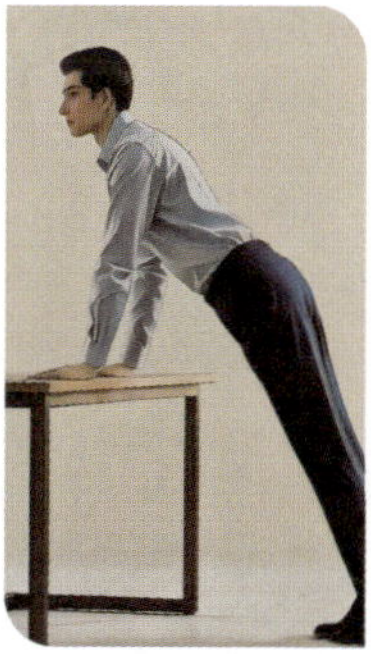

动作：双手撑桌（或椅子），身体呈直线，核心收紧，臀部不要下垂或抬高，保持 20 ～ 30 秒，循序渐进。

好处：强化核心肌群，改善坐姿不良导致的腰背问题。

✦ 走动 & 拉伸组合

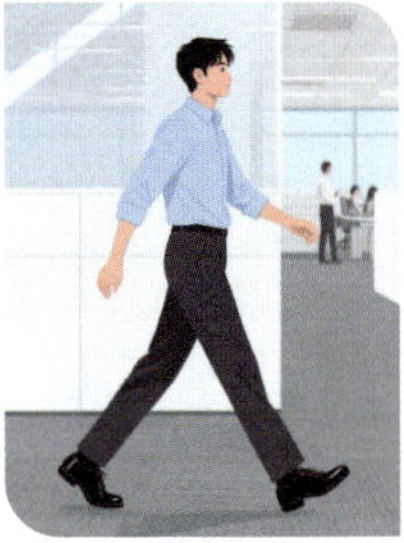

动作：每隔 1 小时起身，接水 / 上厕所时做“靠墙拉伸”（见颈部部分），或爬 2 层楼梯，来回走动时甩动双臂、转动脚踝。

好处：打破久坐循环，提升整体活力。

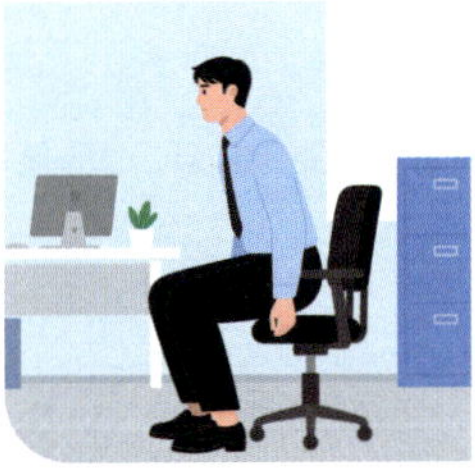

✦ 椅子深蹲

臀部离开椅子，缓慢下蹲至接近椅面（悬空不坐下），保持 3 秒后站起，重复 8 次。

注意：膝盖不超过脚尖，保护关节。

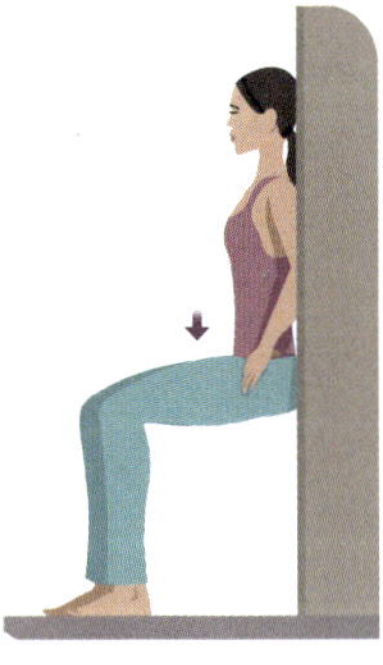

✦ 靠墙静蹲

找一面墙，背靠墙缓慢下蹲至大腿与地面平行，保持 10 ～ 20 秒（根据体力调整）。

**注意事项**

动作缓慢，循序渐进，避免突然用力导致拉伤；

呼吸保持自然，不要憋气；

若有旧伤或不适，选择温和动作（如靠墙站立、腕部绕环），避免加重负担；

建议每工作 45 分钟进行 5 ～ 10 分钟微运动，养成规律习惯。

## 三、老年人群运动方案

### （一）运动前的注意事项

✦ 医学评估

开始运动前须咨询医生，尤其合并高血压、糖尿病、心脏病、关节炎或骨质疏松的患者，评估心肺功能、关节状况及药物影响（如降压药可能引起头晕）。

✦ 循序渐进

从低强度、短时间开始，逐渐增加运动量和强度，避免过度疲劳或受伤。

✦ 安全环境

选择防滑、平坦的场地，穿戴舒适的运动鞋和衣物。建议结伴运动或家属陪同，以防意外。

## （二）推荐运动类型与强度

✦ 有氧运动（减脂、改善心肺功能）

◎ 步行，每天 30 ～ 60 分钟，可分次完成。

◎ 水中运动，如游泳、水中行走，减小关节压力。

◎ 骑固定自行车（低冲击）。

◎ 低强度舞蹈或健身操。

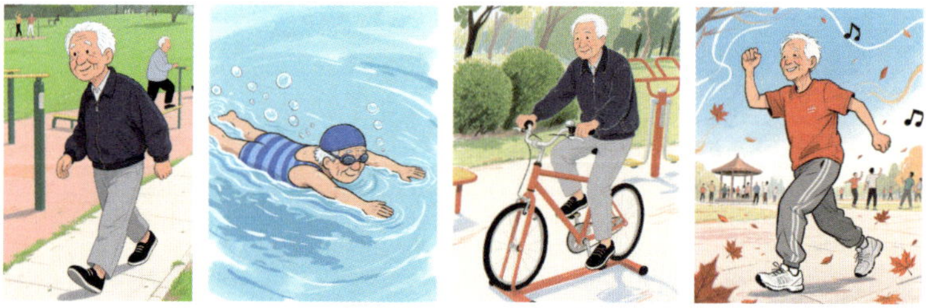

运动强度：

✓ 心率控制在 [（220 - 年龄）× 50% ～（220 - 年龄）× 70%] 之间，或保持“能说话但不能唱歌”的中等强度。

✓ 每周 5 ～ 7 天，累计 150 分钟以上。

✦ 抗阻训练（增加肌肉量，提高代谢）

◎ 弹力带训练，如坐姿推胸、划船。

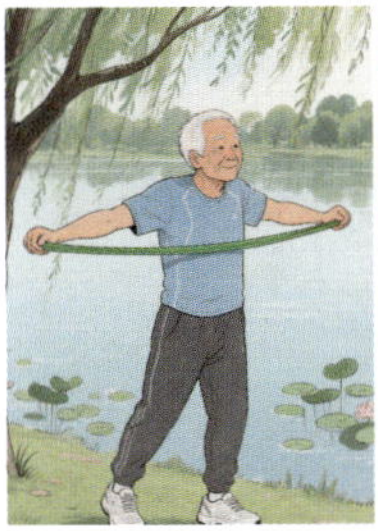
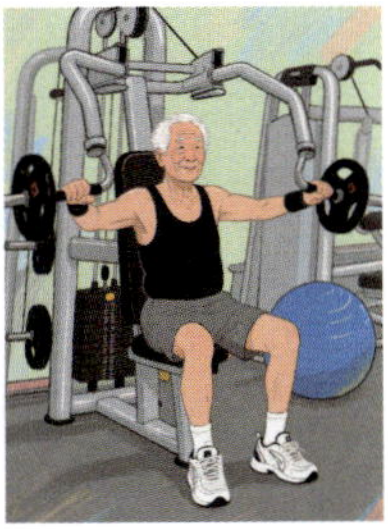

◎ 自重训练，如椅子深蹲、靠墙俯卧撑。

◎ 轻量哑铃（1 ～ 2 kg，举臂、侧平举）。

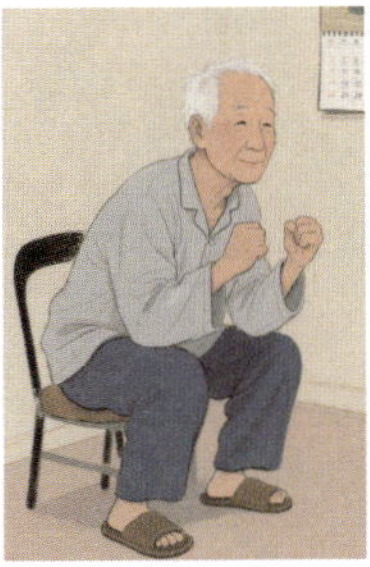
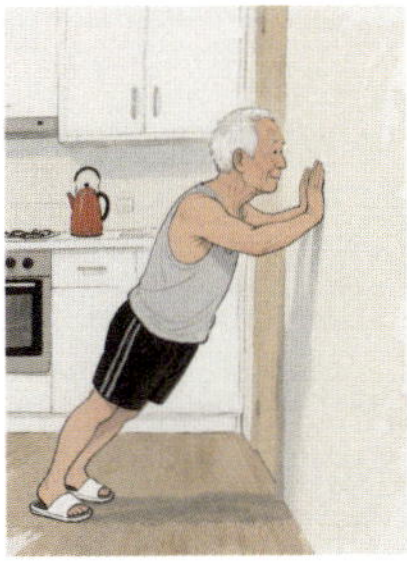
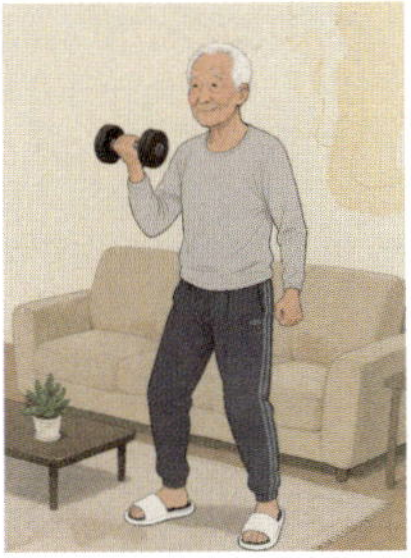

运动强度：

✓ 每组 8 ～ 12 次，每次 2 ～ 3 组，每周 2 ～ 3 次。

✓ 避免屏气，动作缓慢，注重关节稳定性。

✦ 平衡与柔韧性训练（预防跌倒）

◎ 太极拳、八段锦（改善平衡和协调）。

◎ 坐姿或扶椅拉伸（肩颈、腿后侧）。

◎ 单腿站立（扶墙，每侧 30 秒）。

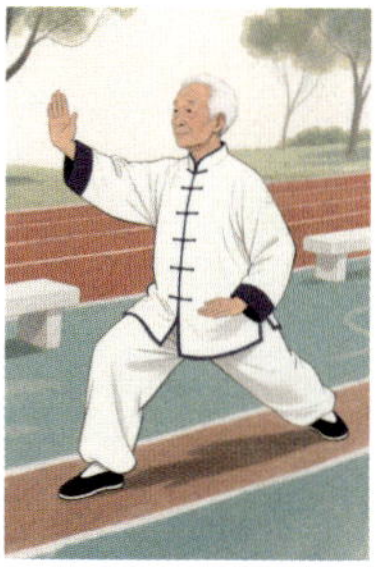 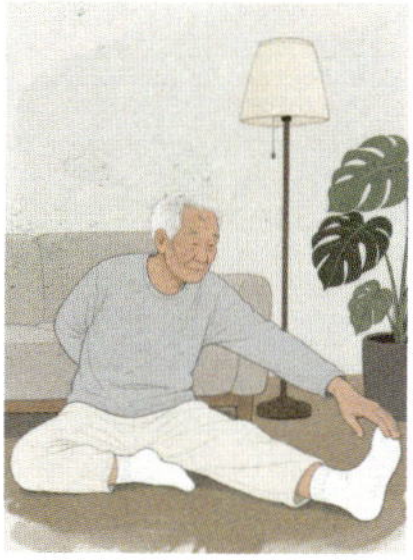 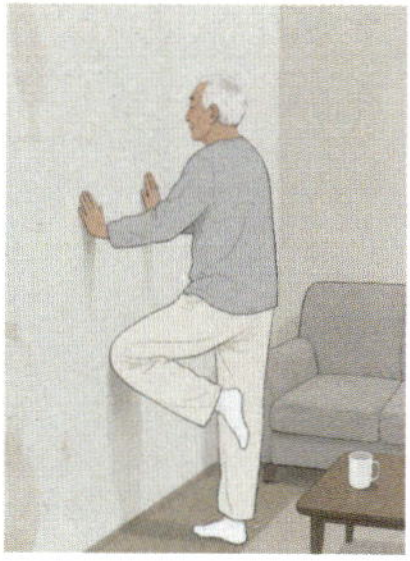

## （三）运动中的健康监测

✦ 自我感觉

出现胸痛、头晕、呼吸困难、关节剧痛时立即停止。

✦ 心率监测

使用手环或手动测量，避免超出安全范围。

✦ 血糖管理

糖尿病患者运动前后须监测血糖，防止低血糖。

## （四）运动后恢复与营养

✦ 拉伸放松

运动后做 5 ～ 10 分钟静态拉伸，缓解肌肉紧张。

✦ 补充水分

少量多次饮水，避免脱水。

✦ 均衡饮食

控制总热量，增加优质蛋白（鱼、豆类）和膳食纤维（蔬菜、全谷物）的摄入，减少精制糖、饱和脂肪（如油炸食品）的摄入。

## （五）特殊情况

✦ 关节炎患者

选择水中运动或骑自行车，减少关节压力。

✦ 心血管疾病患者

避免突然剧烈运动，推荐间歇性低强度有氧运动。

✦ 长期久坐者

从每天 5 ～ 10 分钟步行开始，逐步建立运动习惯。

## （六）示例：一周运动计划

一周运动计划，见表 10。

**表 10　一周运动计划**

| 时间 | 活动内容 |
| --- | --- |
| 周一、三、五 | 步行 30 分钟 + 椅子深蹲 / 弹力带训练 20 分钟 |
| 周二、四、六 | 水中运动 / 骑自行车 30 分钟 + 拉伸 10 分钟 |
| 每日早晨 | 太极拳或平衡训练 10 分钟 |
| 周日 | 休息或轻度散步 |

提示

持之以恒：体重管理须长期坚持，并结合饮食与运动。

灵活调整：根据身体反馈调整计划，避免过度疲劳。

心理支持：鼓励社交性运动（如团体操、广场舞），提升参与积极性。

## 本节启示

运动是促进健康的高效途径，但须科学规划与执行。无论是青年人在家庭中、办公室，亦或是老年人群的定制化运动方案，都强调因人而异、循序渐进。运动前须评估身体状况，选择适宜强度与类型；运动中注意姿势正确、呼吸自然，避免受伤；运动后做好拉伸与营养补充。坚持与适度是关键，让运动成为生活的一部分，助力健康长久。

# 打卡手账

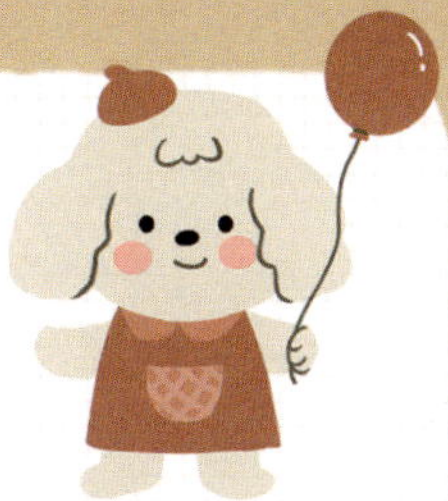

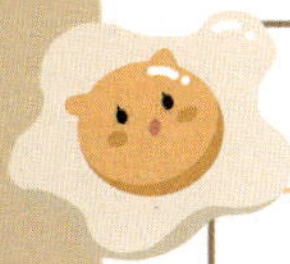